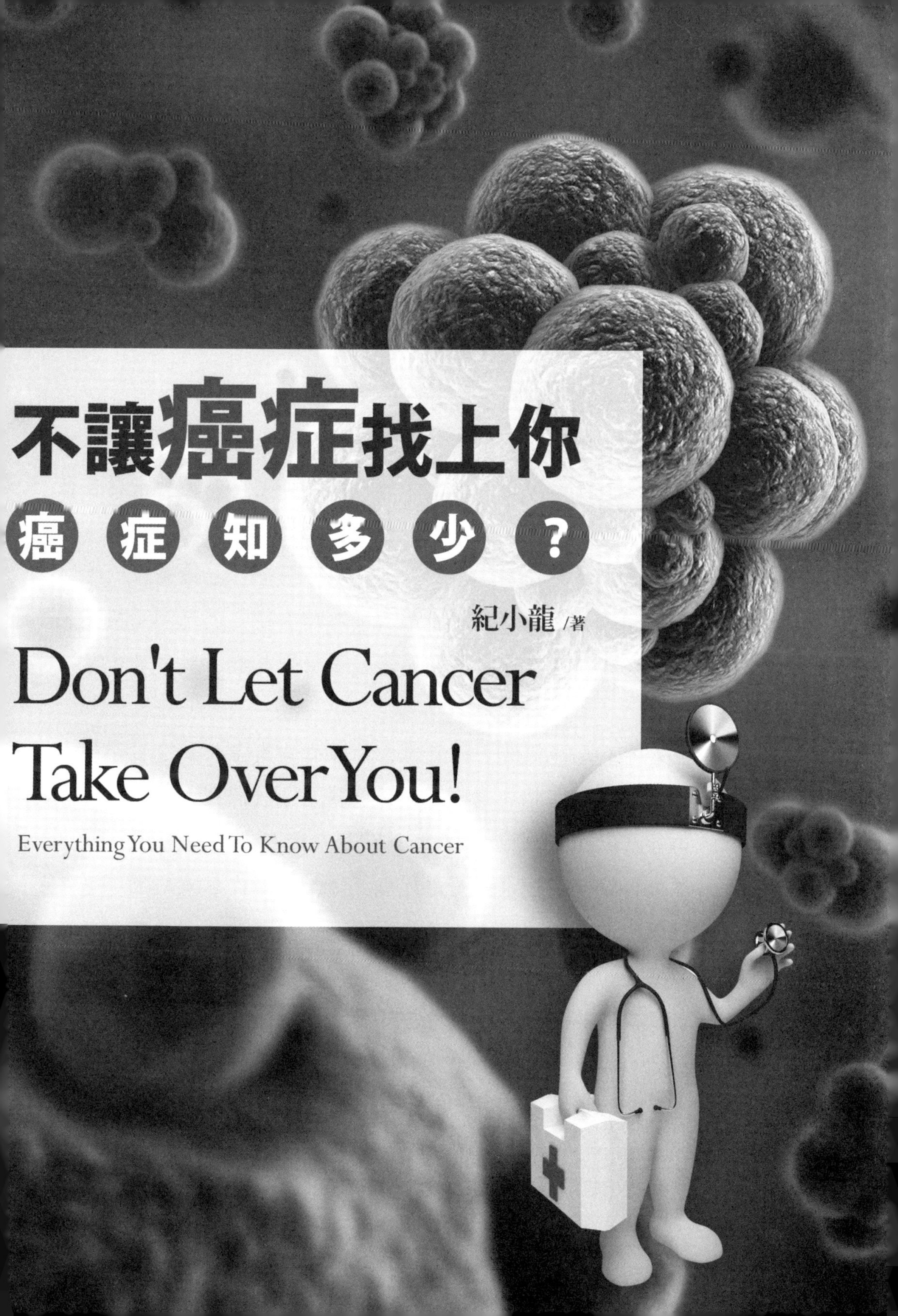
不讓癌症找上你
癌症知多少？
紀小龍 /著
Don't Let Cancer Take Over You!
Everything You Need To Know About Cancer

編輯序

懂癌，才能防癌

「談癌色變」已經成為所有人的共同特點。一旦聽到親戚、朋友有人得癌，各種難以化解的心情就會同時湧上心頭：震驚、不敢相信、無奈、同情、沉重、窒息……百感交集之下，又會出現各種表現：嚎啕大哭、束手無策、徹夜難眠、東奔西跑……；最難過的還是患者本人，「癌症」二字簡直就是晴天霹靂，無論是誰，再堅強也會瞬間崩潰，然後打起精神輾轉於各個醫院，做過多番檢查，在不得不承認這個事實後，強裝笑臉或是面露愁容，聽從著命運的安排。

但現實卻不是這樣的，只有得良性腫瘤的患者才知道自己的真實情況，他在擔心害怕中通過手術治癒了；惡性腫瘤（癌症）患者在家人的善意謊言中，不明不白地離開了人世。

只要是腫瘤，良性也好，惡性也好，都會讓許多人經歷不平常的心理歷程，都足以改變一個家庭的命運，而這些變化是我們任何人都不願意看到的。

非當事人對於別人得癌總會說：他怎麼那麼倒楣啊？因為我們

都認為得癌症的機率很小，誰要得了只能自認倒楣。其實對得癌的正確理解是：癌症發生在某個人身上的機率很小，但每個人卻都有得癌的機率。在目前的醫療水準之下，我們還太稚嫩去對付癌症了，這種情況之下，懂癌、防癌是不是變得至關重要了呢？

千萬不要懷疑，癌症的預防是完全有可能的。癌細胞並不是突然長出來的，它的形成至少要經歷3到5年，甚至10年。最令人擔心和惋惜的就是你不知道這些防癌策略，即使知道了又遲遲不肯行動起來。

紀小龍是著名的腫瘤專家，中國抗癌協會淋巴瘤委員會委員。這本書凝聚了他多年的經驗和血汗，可做為我們抵抗癌症強而有力的工具。

書中涉及到了胃癌、肺癌、乳腺癌等常見癌症。認真閱讀完這本書，就可以解決你對癌症的所有疑雲。此外，這一份健康知識會讓你和家人的生命多一層防護衣。

作者寫此書時完全從讀者角度考慮。文中語言通俗易懂、生動形象，醫學門外漢也完全可以領悟作者想表達的內容，在醫院看病時你是不是經常有這種感覺：對醫生說的話似懂非懂。這本書的講解會讓你頓悟並不禁感慨：醫學原理原來如此簡單！此外，本書清晰明瞭的小標題能明示該小節的主要內容，讀者無需從頭到尾通讀就可找到自己最想要的知識。作者對癌症客觀評述，既不誇大也不縮小它的危害性，給讀者一個清晰的癌症面貌，這也是這本書的特點，是作者高度責任心的表現。為了幫助人們更有效地預防癌症，作者也概括了許多法則，例如他建議40歲以上的人每5年都去查一查胃鏡，這不是毫無根據地亂說的，胃內部的空間是很大的，裡面長腫瘤不會壓迫到神經，所以一般都不會痛，在悄無聲息中它可能就長大了；他還建議後腰痛的人要謹防腎癌；女性要經常摸一摸自己的乳房；孩子經常腿痛要小心骨癌……所有這些都是癌症的預防針，只要一個簡單的舉動就能換來不一樣的人生。

生、老、病、死是每個人都要面對的，對生的渴望給了我們勇氣和力量去克服一切困難。醫學哪天可以輕鬆應對癌症還是個未知數，但我們為了自己的健康可以做很多卻是已知的。我們一定要珍惜作者的一番心血，學會重視身體的每個信號，保護自己，愛惜自己，讓癌症無機可趁！

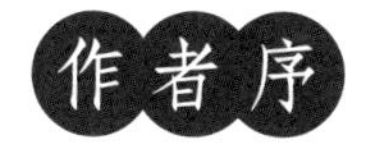

面對癌症，醫生永遠是無奈的。

生、老、病、死何時了，癌症知多少？

四季交替，萬物更新，生命在自然的變化中延續，人類、動物、植物等構成了一幅生命的自然畫卷。人類在這幅畫卷中完成了由原始向現代的轉變。但是，由於人類自身的因素，在這幅畫卷中添加了許多不和諧的音符，疾病由此產生了。伴隨科技的進步，自然環境平衡的日益破壞，人類疾病譜發生了巨大的變化，癌症已逐步成為人類健康的主要殺手。無數的個體想過無數的「躲避」癌症的「高招」，遺憾的是至今沒有一個是理想的肯定效果。

我是做病理研究的。**說到病理學，人們瞭解得不多。在國外叫doctor's doctor，就是「醫生的醫生」。因為我們每天幹的活，都是給醫院裡每一個科的醫生回答問題。並不是我們有什麼特殊的才能，而是我們每人都有一台可以放大一千倍的顯微鏡，幫我們看到病人身體裡細胞的變化，從本質上來認識疾病。**

我對癌症的興趣，從70年代上醫學院時候就開始了，到現在已經40多年了。開始的時候頭腦裡充滿了幻想和熱情。我認為，把所有的時間、精力都用來研究癌症，總能研究出名堂來吧！1978年國家招收第一屆研究生，我就直奔癌症研究去了。搞了半天，結果卻是竹籃打水一場空！每個新方法一出來，我就去研究一陣，最後一個個都失敗了。在征服癌症的道路上，人類的進步不大，至今沒有取得任何突破性的重大進展。

我感覺最悲慘的一個病例就是：一個十幾歲的國中學生，送到醫院時癌症已經全身轉移、擴散了。孩子不明病情，還想回去上學。我去查房的時候，這個小朋友就問：爺爺，我什麼時候能夠上學啊？我怎麼回答？我如實告訴他？面對這麼幼小的一個生命，我怎麼能說得出口？我如果隱瞞，等這個孩子到了最後階段，就會知道我是在說假話。我再去看他，他還能信任我嗎？**任何惡性腫瘤，到了中晚期的時候，你還試圖把癌細胞殺死以控制抑或治癒癌症，這個思路本身就有問題。癌細胞是殺不死的！你不要指望透過醫學的辦法，來解決你的癌症問題。**那麼要用什麼辦法呢？我打個比方：任何癌症，就像一個種子，你的身體就是一片土壤。這個種子冒芽不冒芽，長大不長大，完全取決於土壤，而不是取決於種子。種子再好，土壤不適合，它絕不會長出來。怎麼改善這個土壤？這是現在研究的課題。

我們提倡健康體檢。早期的腫瘤，要治好很簡單。問題是怎麼發現。傅彪[①]最後也到我那裡去看病，他是肝癌。肝癌多數都經歷了B肝或者C肝，然後是肝硬化，第三步到肝癌。細胞變成癌要5到

10年！肝臟受到攻擊，癌細胞1個變2個、2個變4個，像小芽冒出來一樣，然後一點一點地長大。**你每過半年查一次的話，它絕不會長成兩三公分的腫瘤！只要提前治，在兩三公分以前，肝癌都可以手到病除。**

像傅彪這樣的案例，如果提前診治，不要老說工作忙，是完全有辦法挽回的。但是他找到我的時候，已經沒辦法控制了。他的肝臟切下來我也看到了，太晚了，不可能再活下去。那時別人還罵我說：人家手術以後不是好好的嘛！你怎麼說人家活不長？

我可以肯定他活不長。他的癌細胞像撒芝麻一樣，在肝臟裡鋪天蓋地到處都是，怎麼能活得長？有人說換肝就可以了。癌細胞很聰明，肝癌細胞最適合生長的環境是肝臟，肝臟裡面長滿了，它就跑別的地方去了，等你換了一個好肝，四面八方的肝癌細胞又會跑回來！沒有辦法的！

我們有責任早期發現腫瘤、早期治療。如果是晚期，我建議針對生存品質去努力，減輕痛苦，延長生命。針對晚期癌症的治療不需要做，因為沒有用。

---

① 傅彪：中國內地著名演員，演出過張藝謀電影《幸福時光》、馮小剛電影《甲方乙方》、《大腕》、《一聲歎息》，《沒完沒了》等熱門影視劇，2001年榮獲第21屆金雞獎最佳男配角。2005年因肝癌不治於北京去世，享年42歲。

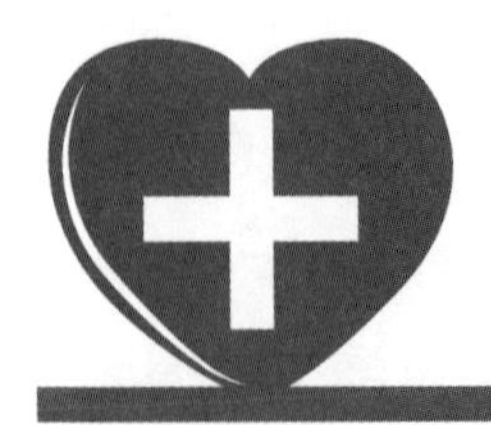

目錄 / Contents

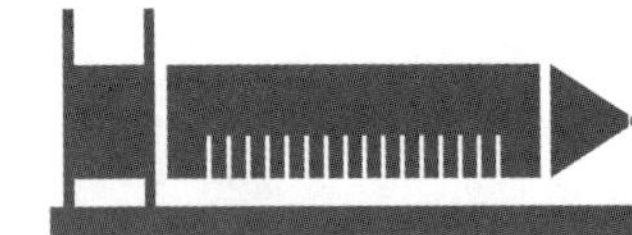

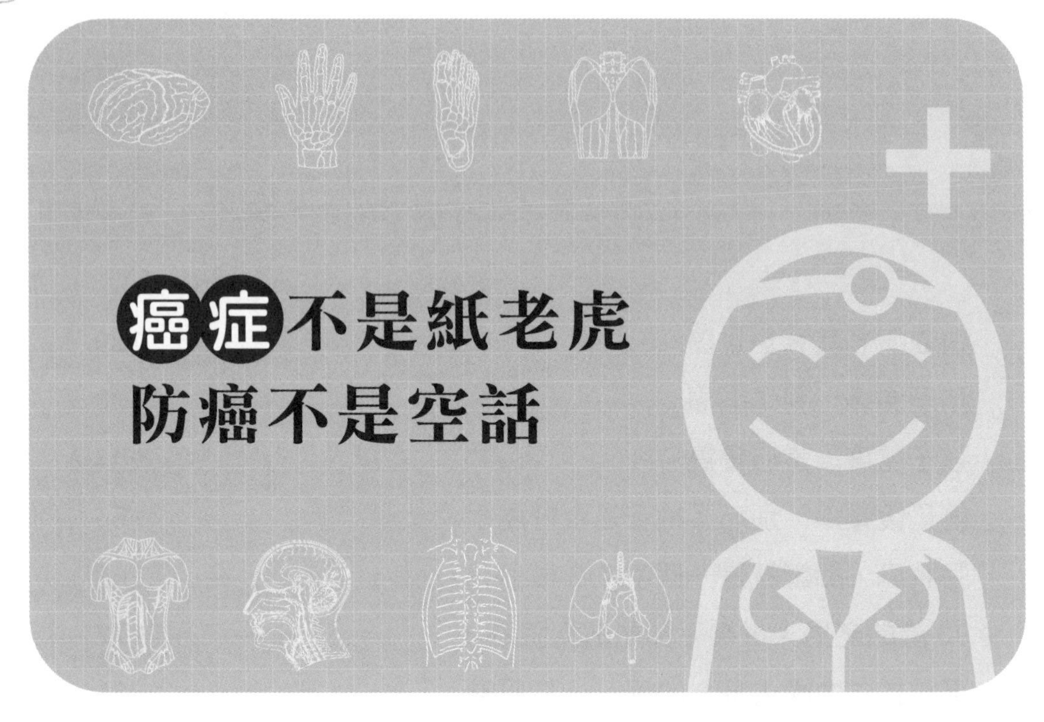

癌症不是紙老虎 防癌不是空話

2010 年 1 月 12 日，中美洲的小國海地發生了大地震，死亡人數達 20 多萬；2008 年 5 月 12 日，四川的汶川地震死亡人數也有 10 萬人。大家一聽，這麼多人啊！那麼多活蹦亂跳的生命，瞬間就消失了，人們往往會感慨：「生命竟是如此脆弱」，但是大家想過沒有？每年由於患癌症死亡的人，僅在中國，就有 160 萬到 200 萬人之多！

你想：地震，瞬間發生這麼大的災難，全世界都關注，可我們身邊呢？中國人現在的死亡人數中，每 100 個人死亡，就有 20 人是因為癌症，幾乎占 1/5。再想一下：一個家庭，父母加上孩子，也就有四五口人。所以平均下來，每一個家庭都會有人難以逃脫癌症的追殺。

對生命來說，地震是不可避免的；而癌症，你卻是可能避免的。**如果你知道癌症的一些基本常識，能夠及早發現、提前預防，你就可以避免得癌。**所以，我們每一個人都要下點功夫，瞭解一下癌症的基本知識。我也希望能把癌症的面紗掀開，把它的真面目給大家展示出來。大家都懂了，就可以遠離癌症！起碼，我們要客觀地對待癌症的現實狀況。只有明白得透徹，才能清醒得徹底。然後，重新選擇應該走的預防癌症之路。

那麼，癌症的真實面目是怎樣的呢？

全世界每年死於癌症的患者約 760 萬，全世界約有 1270 萬癌症患者，尤其在發展中國家，癌症新增例數達 56%，據推測到 2020 年前，全球癌症發病率將增加 50%，即每年將新增 1500 萬癌症患者。不僅如此，癌症的死亡人數也在全球迅猛上升。**其發病呈現的新特點是：以發展中國家高發癌症為特點的上消化道癌症居高不下，而以發達國家高發癌症為特點的肺癌、結腸直腸癌及乳腺癌等也在迅速上升。其中肺癌發病率男性上升了 159%，女性上升了 122.6%。**

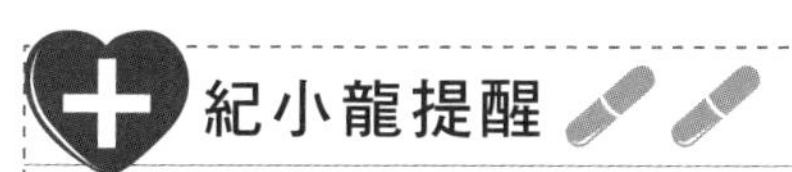

國際抗癌聯盟發佈的資料顯示，2008 年，全球有 1270 萬人患癌，死亡人數高達 760 萬。世界範圍內因癌症死亡的人數，比愛滋病、瘧疾和結核病加起來還要多。如果不採取有效措施，預計到 2030 年，每年將出現 2600 萬新增癌症病例，癌症死亡人數將達到 1700 萬，中低收入國家將成為癌症肆虐的「重災區」。

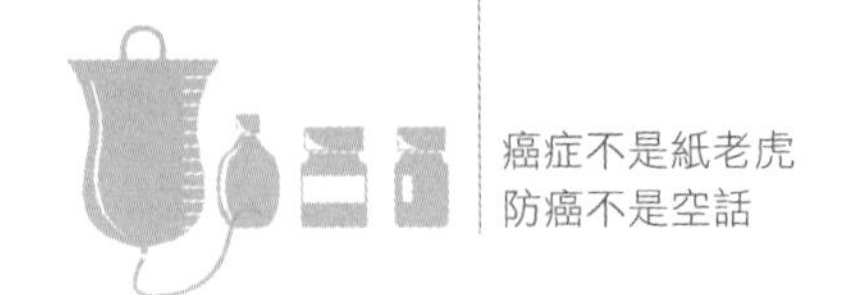

癌症是所有惡性腫瘤的總稱。目前已經知道，不僅人類患癌症，動物、植物也有癌症；不僅現代人有癌症，古代人也有癌症；**不僅常見器官可以發生癌症，人體所有部位、器官、組織都可能發生癌症。**

從有記載的歷史來看，癌症已經陪伴了人類數千年之久。癌症肆虐橫行在人體的每一個部位，從大腦到各個器官，從表皮到骨骼。到目前為止，還沒有辦法能預知哪個人一定能患癌症，哪個人一定不患癌症。甚至也不能確定，哪種癌一定能治好，哪種癌一定治不好。**目前採用的所有醫學方法，對癌症都還是「小打小鬧」，不能根本解決問題。**

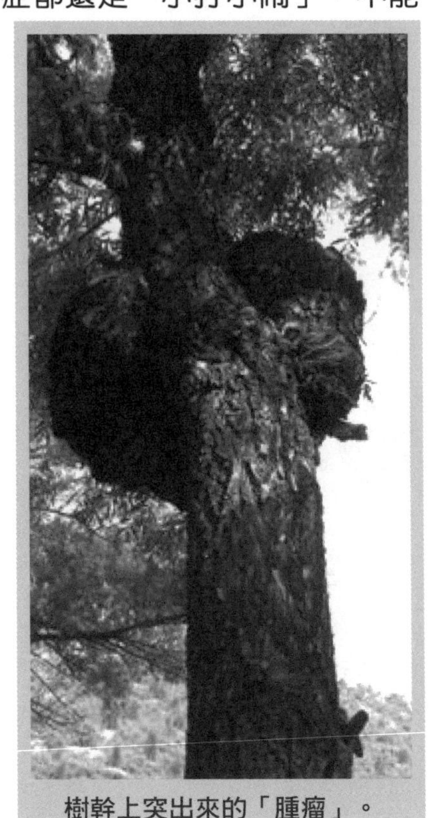

樹幹上突出來的「腫瘤」。

首先，我們要瞭解：癌症是一個病嗎？它是從哪兒來的呢？

有的人得的是肺癌，有的人得的是腸癌，有的人則是胃癌……身體裡面是怎麼長出癌來呢？癌症是從外面某一個病原體（致病因子）導致的嗎？還是身體裡自己產生、變化來的呢？

當然你們不是醫生，不是學醫的，不可能瞭解得那麼透徹。但是，我想有一個簡單方法，可以使你腦子裡馬上就會有一個形象的認識。

我們村周圍有大大小小的池

塘，每個池塘都是有一池塘水。你想，能看得見的最小的水是什麼？是一「滴」水。池塘裡的水，是由一滴一滴的水匯合而成的。這是眼睛能看見的，水的最小的單位。我們再打一個比方：各種房子，有平房、有高樓、有瓦房、有草房……房子基本單位是什麼呢？是磚頭。房子是由磚頭砌起來的。

但人的基本單位是什麼，大家想過沒有？人有五臟六腑，有鼻子、眼睛……一個人的身體這麼大，五十多公斤，甚至一百公斤。他的基本單位是什麼？人體最小的單位叫細胞。人是由細胞組成的。不管你是什麼種族，也不論你有多胖多瘦、男人女人，基本單位都是細胞，這是我們要有的第一個基本概念。

好了。我們知道人是由細胞組成的，那麼癌症是什麼呢？**癌症，就是你原來身體裡正常的細胞，突然一下子，「蹭」地一下，變成了癌細胞**。然後，一個癌細胞出來以後，就 1 個變 2 個，2 個變 4 個，4 個變 8 個，我們叫倍數的分裂。一分為二，這樣倍數增加。數目增加怎麼樣？不就是越來越大、越來越多了嘛！

癌細胞的前身也是身體自己的細胞，後來變成了癌細胞。一旦正常細胞變成了癌細胞，它就開始 1 個變 2 個，2 個變 4 個，不停頓一直長下去。這是第二個要有的基本概念。

有了這兩個基本的印象，我們還需要澄清一下，我們平時說話當中的一些詞、一些術語的準確定義。

有一個名詞一定要搞清楚，就是「腫瘤」。

「腫瘤」這兩個字大家都會寫。腫是腫起來的腫，瘤是停留的「留」加一個病字旁。腫瘤，人身體上任何多餘出來的細胞團都叫

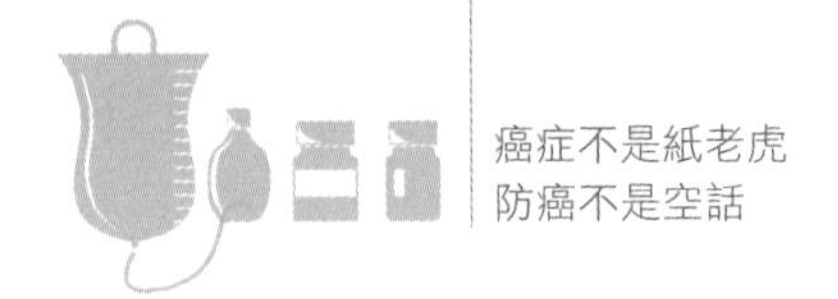

腫瘤。

人是由細胞組成的，前面我們為什麼要交代細胞？因為腫瘤細胞是多餘出來的，不是正常的細胞，是正常人體所不需要的，多此一舉的。一個細胞變成了一堆、長了一團，這就叫腫瘤。

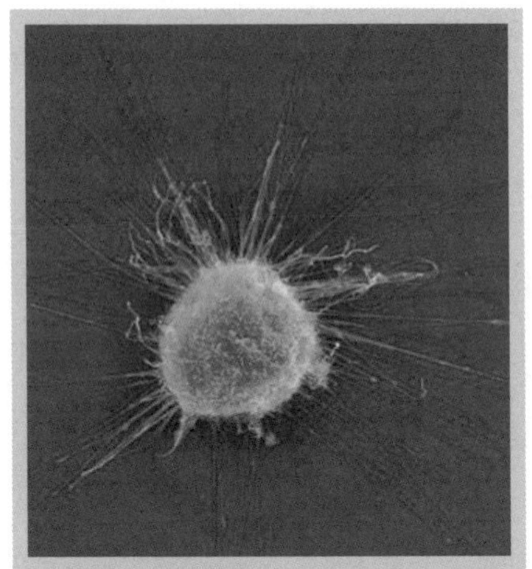
一個癌細胞表面伸出無數細長的突起以獲取營養和資訊

但在醫學上，還有一些名稱，叫什麼瘤，但本質上不是瘤。我打一個比方，比如「動脈瘤」。大家可能也聽說過這個醫學名詞吧？**動脈瘤是真正的瘤子嗎？答案是「否」，它並不是瘤子。**為什麼呢？因為動脈瘤是指動脈血管的某一段，由於那個地方管壁比較薄，血流把這個地方壓得凸出去了一塊。它並不是多出來的細胞，而只是這段血管變形了。所以它不是真正的腫瘤。

這樣就好理解了。雖然醫生寫的是動脈瘤，實際上叫錯了。按照定義，它不是瘤，而是動脈局部膨出。應該叫「動脈突出」。可是過去大家都這麼叫了，也改不過來了。

有時候，我們身體的某一個部位也鼓了一個包，然後裡面化膿了，一切開，流出來的都是膿，那叫腫瘤嗎？也不是。儘管它也是一個包，也鼓出來了，但它不是多餘出來的細胞組成的一個團，一個塊，所以它也不叫腫瘤。

好了，我們已經明白了腫瘤。它的本質是什麼？大家已經知道了，是一大堆細胞在那裡堆積成一個團了，就叫腫瘤，本質上是細胞團。

腫瘤分兩種，一種叫良性腫瘤，一種叫惡性腫瘤。

良性腫瘤，大家平時多多少少都會遇到過吧？對女性來說，最多見的是子宮肌瘤。這是良性腫瘤。它可以在子宮上長 1 個、5 個、10 個小瘤子，甚至多的數不清……都可以。在每 100 個有月經的婦女，就是有生育能力的婦女中，就有 10 多個人有子宮肌瘤。**所以子宮肌瘤是一種很常見的良性腫瘤。**

那麼什麼是惡性腫瘤呢？就是癌症。這兩個概念是劃等號的。平時，大家習慣都叫癌症，事實上，它本質上是惡性腫瘤。**惡性腫瘤跟癌症劃等號，它們是同一個概念。**

平時我怎麼判斷腫瘤是良性還是惡性呢？我跟大家一說，你就會知道什麼是良性，什麼是惡性。說不定你知道了以後，會比醫院裡有些醫生還要聰明。你到醫院去看，好多醫生都搞不清良性、惡性到底怎麼區分。

我們考學生的時候，經常出這樣的題，都是醫學院畢業的學生，

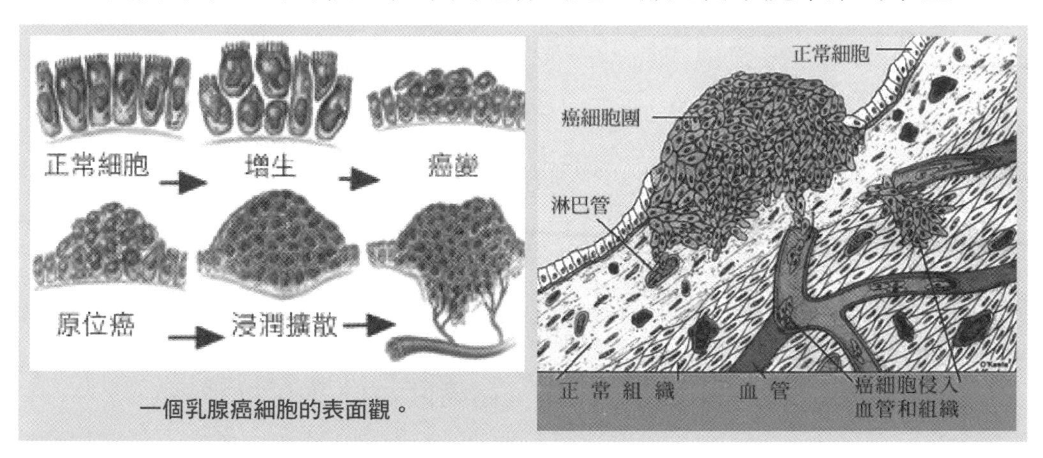

一個乳腺癌細胞的表面觀。

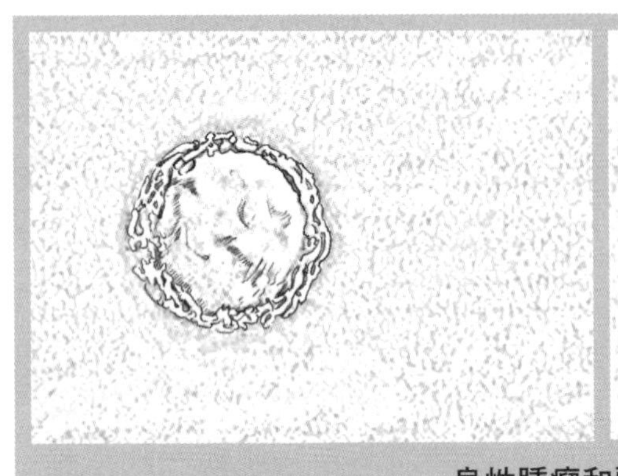

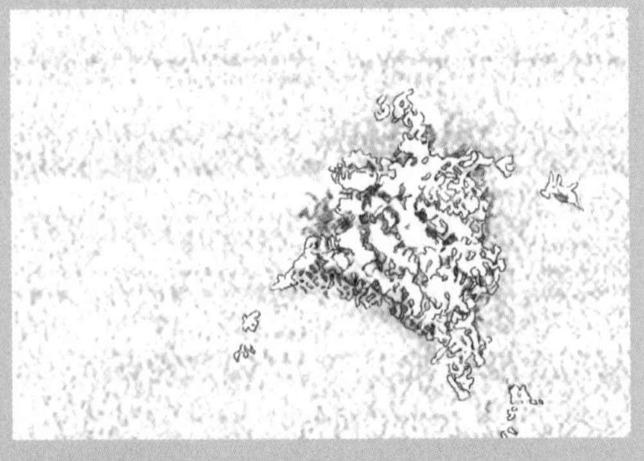

良性腫瘤和惡性腫瘤。

經常還答不出來。你儘管說了，1 條、2 條、3 條、4 條、5 條……一大堆，沒有用的。就抓住 2 條，要點就抓住了。

哪兩條呢？一條叫「無限制生長」，就這麼幾個字。不受限制地在那裡生長，這是惡性區別於良性的第一點。

這是什麼意思呢？比如說，子宮的平滑肌瘤，這是婦女子宮裡面常見的瘤子。這個平滑肌瘤是良性的，它長到一定的大小，就再也不長了，它不會一個勁地瘋長下去。反過來，惡性腫瘤呢？只要病人還活著，這個惡性腫瘤的生長是不會停止的。

我們說，惡性腫瘤會無限制地一直生長下去，這就和良性腫瘤區別開來了。肺上的、肝上的惡性腫瘤，你摸不到，沒辦法；但手臂上、後背上、脖子上哪個地方長了腫瘤，是可以摸得到的，包括乳腺。你自己能摸到的地方，摸到一個包塊，你認為它像一個腫瘤，裡面跟肉差不多。

包塊是良性或是惡性，我們怎麼區別呢？

可以做一個超音波檢查一下。如果做 CT，則可以精確到毫米。

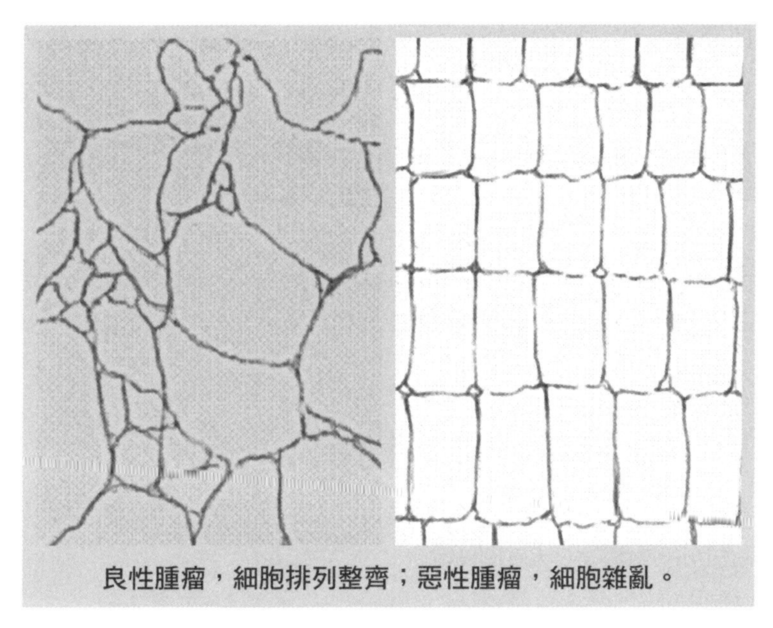
良性腫瘤，細胞排列整齊；惡性腫瘤，細胞雜亂。

如果查出來8毫米、9毫米……再過1個月、2個月、3個月，隨便你了，你願意多久都可以，你再檢查一下，長大了沒有？我們剛才說了，**良性腫瘤和惡性腫瘤比，良性腫瘤長到最大就不長了。**就像樹一樣，像莊稼一樣。你看樹長成了，它也無法達到更高的高度了；稻子也是，它長到成熟了，也不可能再長了；但如果是惡性，它會一個勁地不停地長大，慢慢地長大，這就是不同點。**請記住，良性和惡性腫瘤第一個不同點，就是惡性的不受限制地生長，一直長下去。**

比我年齡大一點的人可能還記得，六、七十年代有一個著名的手術，醫院從一個叫張秋菊的貧下中農婦女肚子裡切出來一個45公斤的大瘤子。當時還特意辦了個展覽會，一進門就是一個玻璃缸，裡面盛了從病人肚子裡切出來的這個大瘤子。她這個瘤子長了多少

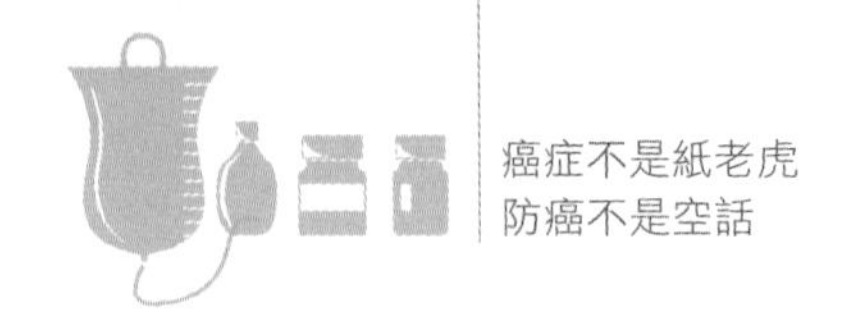

年了？長了幾十年了，是目前最大的瘤子。但是它長到這麼大以後，也不會再繼續長了。

反過來你也會想，長到這麼大，瘤子是良性，還是惡性？惡性腫瘤長不到這麼大的，所以長那麼大一定是良性的。當時的展覽沒有告訴觀眾大瘤子是良性還是惡性，只是說一個大瘤子，手術把它切掉了，其實這個瘤子雖然很大，卻並不可怕。

說來說去，我們都是在強調一點：惡性腫瘤是不受限制的無限制的生長，一直長到病人的生命完結、生命終止。生命不終止，它都不停止地在生長；生命終止了，它還在長。

大家可能好奇了，你怎麼知道它還在長？

我做過這個實驗。癌症病人死了以後，放在冰櫃有 8 個小時了，我把病人身上的癌細胞取下來，放在一個瓶子裡，給它營養液，結果癌細胞又長起來了。可想而知，這個癌細胞在病人活著的時候，任意吸收病人的營養，無限制地生長；病人的生命都終止了，但是營養還沒有被它消耗乾淨，這個癌細胞就繼續生長。這是惡性腫瘤和良性腫瘤的第一點不同：它會無限制地生長。

惡性腫瘤和良性腫瘤的第二點不同，我們叫「擴散」，或者用大家聽得懂的詞說，叫「轉移」。惡性腫瘤的細胞會搬家，能在身體裡面到處跑。良性腫瘤在哪兒長，它一輩子都長在那個地方。我剛才說，貧下中農婦女張秋菊腹腔裡切下來的腫瘤 45 斤，它就長在肚子裡，沒有跑到別的地方去，所以這是良性腫瘤。

而惡性腫瘤呢？它在肝臟還沒長到 2 釐米、3 釐米的時候，都已經跑到全身，轉移或者擴散了。所以大家可以理解，如果是一個良性腫瘤，你不用擔心，最多一次切不乾淨，再切一次，它不會跑的。而惡性腫瘤呢，即使手術切除了眼前的，可是切了半天有什麼用呢？這邊在切，那邊癌細胞在到處跑。雖然病人的心理得到安慰了，感覺癌被切掉了。實際上，在病人的血液裡，癌細胞就像在旅遊一樣，到處晃蕩，到處「參觀」，所以問題就出在這裡了。

正因為人體是由細胞組成的，它就有可能多出細胞來。人有多少個細胞？數也數不清。但是你可以計算，你割一塊肉秤一下多重，數數裡面有多少個細胞。你有多重？一共有多少細胞？這麼算，也能算得出來。不過是一個天文數字，可能是多少兆細胞，總之是很多。

我們的身體內，每天都有老的細胞死掉，新的細胞長出來，這就是我們經常說的新陳代謝。平時洗澡的時候，我看有的人使勁搓皮膚，搓了半天，怎麼這兒還有「泥」啊？你可能認為是沾在皮膚上的灰塵呢！實際上這不是灰塵，你蹭下去的是快要死去的細胞。如果是皮膚上的灰塵、泥土，用水就能沖掉。因為你每天有天文數字多的細胞要死掉，所以要有天文數字多的細胞長出來。那麼在新的細胞出來的時候，就肯定會有少數細胞出岔子了，出來的細胞不正常。這個機率，任何生物都逃脫不掉的。

我當兵以前，在家裡務過農，種過田，種了整整三年。在種田的時候，我發現無論田裡長什麼，麥子、稻子，或是油菜，它一定會出幾個不正常的籽，不可能全是正常的，人體也是一樣。每天有這麼多的細胞老的死掉，新的長出來，那麼總有幾個細胞會出岔，變成不正常的。

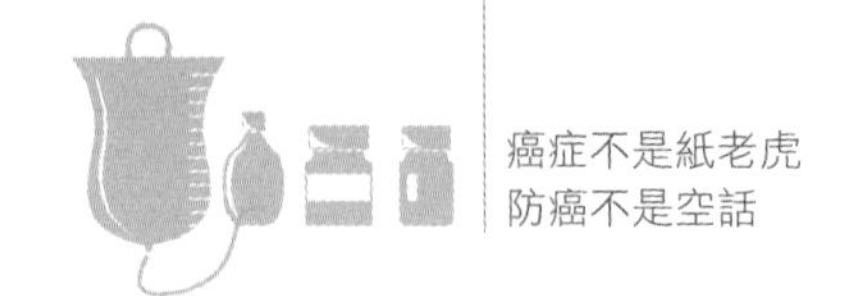

這個不正常的細胞就是會長癌的細胞。有人說：**「每個人身體裡在一生當中，一定會有癌細胞出來。」這個話是對的，理論上是說得通的**。所以癌不是只在個別的人才能出現，在你一生當中，要找出幾個癌細胞來，是很容易的事。

我是做病理解剖工作的，親手解剖過的屍體最少有幾百具。有的時候會發現，死者的身體某個地方有個癌，但他活的時候從來不知道。這就是說，在他還在世時，癌沒有長起來。也就是說，在人群當中，每一個人的身體裡，在某一個階段出現癌細胞是不可避免的。可是為什麼有人不會得癌症呢？

原來，**我們的身體裡除了有癌細胞，還有專門去發現癌、殺死癌的細胞**。癌細胞剛開始冒出來，也可以「改惡從善」，又長成正常的細胞。所以一個人長不長癌，什麼時候長，長成什麼樣子，是因人而異的。誰也沒有辦法預測到誰一定會長癌。假如有個人說，他能預測，那都是騙人的，不可信的。

癌症本是自家生，癌細胞在我們的身體裡面是會出現的，甚至是無時不在，但身體內又有一批專門去清除癌細胞的細胞，這樣就可以保持我們大多數人在一生中不得癌症，就是這個道理。

我們人類對腫瘤的認識，並不是現在才有的。而且**不僅人類會有癌症，植物也長腫瘤**。植物也是由細胞組成的，一棵樹、一根草，它也是細胞組成的。**不僅植物有癌，動物也有癌**。我專門檢查過熊貓的癌、老虎的癌。有的地方動物園飼養的珍稀動物長癌了，他們都覺得不可思議，就到北京叫我鑑定鑑定。我一看，果然是癌！所以動物也會長癌。

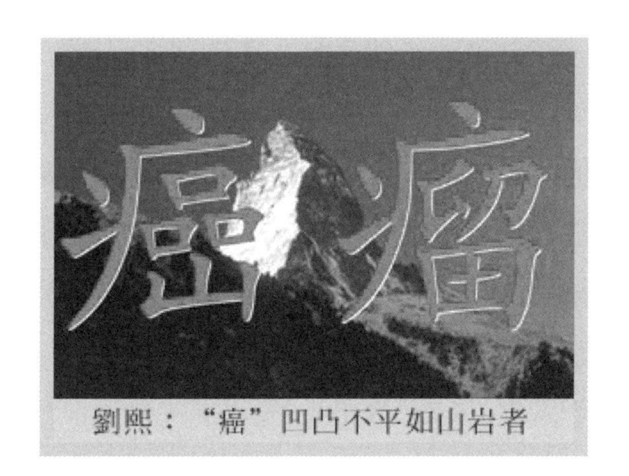

劉熙："癌"凹凸不平如山岩者

不僅現代人受癌症折磨，古代人也同樣有癌症，所以他們發明了「癌」字。大家看看「癌」字是怎麼寫的？「病」字旁裡面是一座山，山上面是三個口。古人造這個字的時候，這個口代表什麼呢？代表一塊大石頭，三塊石頭壘在山頂上，言外之意是什麼呢？看上去就像一個山峰一樣給隆起來了，摸上去就像石頭一樣，硬的、冰冷的。這就是古人對癌的認識。再加上一個病字旁，醫學上的詞都是加一個病字旁，這樣就造出來一個「癌」字。

剛才說了瘤，腫瘤的瘤。「瘤」字是怎麼樣造出來的？同樣，把病字旁去掉的話，裡面是一個停留的「留」。停留的「留」是什麼意思呢？下面是一個田，是種田的意思。古代是農耕社會，主要靠種田維生。大家看「田」字，外面一個框子，中間是一個十字，把一塊田挖了橫的、縱的溝，是給它灌溉用的。莊稼地有澆灌的水溝，這叫田。「瘤」這邊是一把刀，那邊是倒過來的刀。就是在一塊土地上，本來是可以自由用水溝灌溉的，現在水溝上左一把、右一把兩把刀插進去了。什麼意思呢？就是該澆灌、澆水的水溝，兩

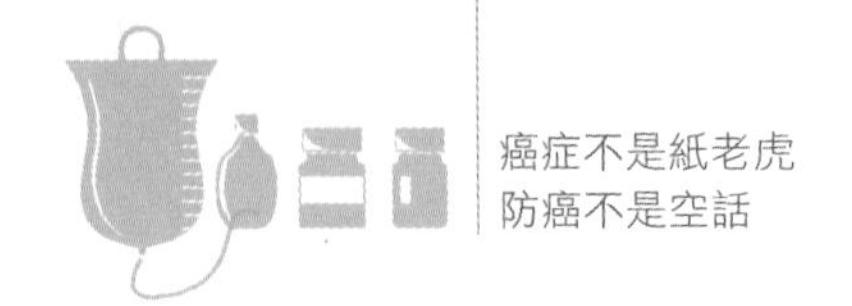

把刀插進去了，這就把水給堵住了，不流淌了。水不能好好地流走去灌澆地，停留在這兒了，這就叫「瘤」。

中醫理論是氣和血要在身體內無處不在地去循環，去流淌，把氣血供應到身體裡的每一個部位去。如果流動的系統裡有兩把刀插進去，把氣血給堵住了，在這個地方氣血就停留下來了。這是古人對腫瘤的理解。

學過英語的人都知道，癌症的英文單字是 cancer。是什麼意思呢？它原來的意思是螃蟹。螃蟹有一個特性，牠看到光線就趴著不動。螃蟹有一個硬殼包著，前面兩個大螯，然後有 8 個小爪子，伸展出去。

西方人理解惡性腫瘤就像螃蟹一樣，牠是伸出爪子向四方伸展，而且螃蟹走的時候是橫著走的。所以**西方人對惡性腫瘤理解為就像螃蟹一樣橫行霸道，乾脆惡性腫瘤就叫 cancer，就叫螃蟹好了。**

我們中醫認為，人的氣血被停滯了，然後鼓起來，摸起來還是硬的，再加上西方人認為它像螃蟹的腿一樣，向周圍伸展、橫行霸道，惡性腫瘤的概念和理解就到位了。

好，對腫瘤的認識，我已經講了不少了。大家儘管不是學醫的，不在醫院當醫生，但你現在理解了，癌跟我們有什麼關係，應該有一點初步的體會了吧？

就是說，每個人的身體是由細胞組成的。細胞的數量不是成千上萬，而是數十萬億，每天都有老的細胞死掉，新的細胞長出來。新生的細胞總會出現個別的偏差，它們不走正道，是「叛逆份子」或者「搗亂份子」、壞傢伙，它們不按照正常的途徑生長發育，好像就是故意要跟你作亂。這樣的細胞出來了，你的身體剛好又處在一種雜亂、沒有規矩的時候，結果沒有發現它，任其去橫行，結果壞細胞 1 個變 2 個、2 個變 4 個、4 個變 8 個……越來越多，最後就形成了一個包塊。如果這個包塊是良性的還好辦，就在原地生長，不會跑；如果是惡性腫瘤就麻煩了。它不停地長，而且不僅在原地生長，還往別的地方跑。

我覺得，到這裡大家對腫瘤可以有基本認識了。

下面還要解釋一下腫瘤大小的問題。

為什麼要講一下腫瘤大小呢？首先要知道人的細胞有多大，知道了細胞的大小，就會知道一個腫瘤在身體裡面要長多少年才能被發現。

大家知道，用人的眼睛去看一個物體，如果眼力好，頭髮絲那麼細的東西都看得清清楚楚。比如針尖。年輕的時候眼睛視力好，穿針引線很方便;現在眼睛花了，就看不準了。這就是眼睛的解析度。頭髮絲大約有 1 個毫米粗細，寫為 1mm。

我們眼睛能看到的頭髮絲有 1 毫米，那身體裡癌細胞一般來說有多大呢？直徑 10 個微米。1 釐米等於 10 毫米，1 毫米等於一千微米。也就是說，要一百個癌細胞排成一隊，才有 1 毫米那麼長，一根頭髮絲那麼粗。

我這麼一說，大家能想像出來吧？**身體裡面出現 1 個癌細胞的時候，任何人用現代醫學的檢查方法也沒有辦法知道。要多少個癌細胞，才能夠有 1 個毫米呢？要堆成一堆，不是排成一條線。要堆成一堆細胞團，多少個呢？一百萬個。**要一百萬個癌細胞聚集在一

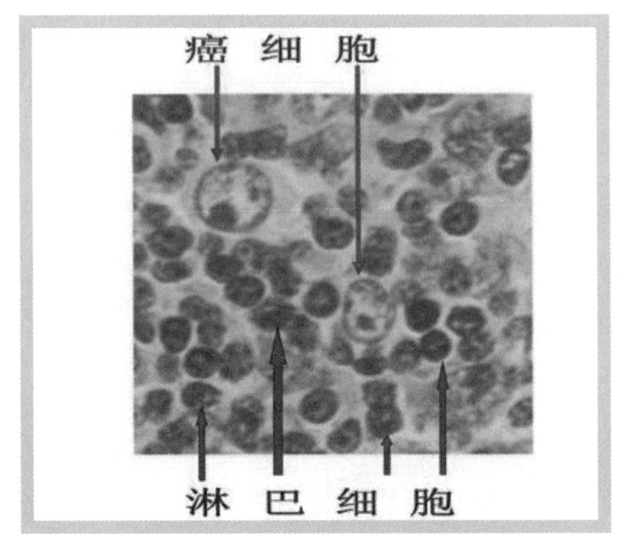

起，才有 1 個毫米那麼大。現在醫院裡各種儀器，不管是超音波、核磁、CT、派特（PET）……包括所有的 CT 檢查，64 排的，128 排的，都不行，再先進的儀器也沒有辦法看到 5 毫米以下的東西。

5 毫米，言外之意是多少？ 500 萬個癌細胞，任何檢查都發現不了。如果到醫院去檢查，發現腫瘤已經是 1 個釐米，該是多少千萬個癌細胞了吧？是這樣的。

但是，你不要害怕。為什麼呢？癌細胞可不是一夜之間長出來的。就像種稻子一樣，冬天來了以後，要播種，要長苗，然後再去插秧，然後到了秋天才能長成。它不是說長就長起來的。它要 1 個細胞變 2 個，2 個變 4 個，是這麼長起來的。1 個細胞變 2 個的時候，我們稱為「細胞分裂」，這個分裂要多長時間呢？我們不說快的和慢的，平均的要幾個月，2 個月，3 個月……比如說 5 毫米的腫瘤，要長成 1 釐米最少要幾個月時間。時間短了，它長不出來。

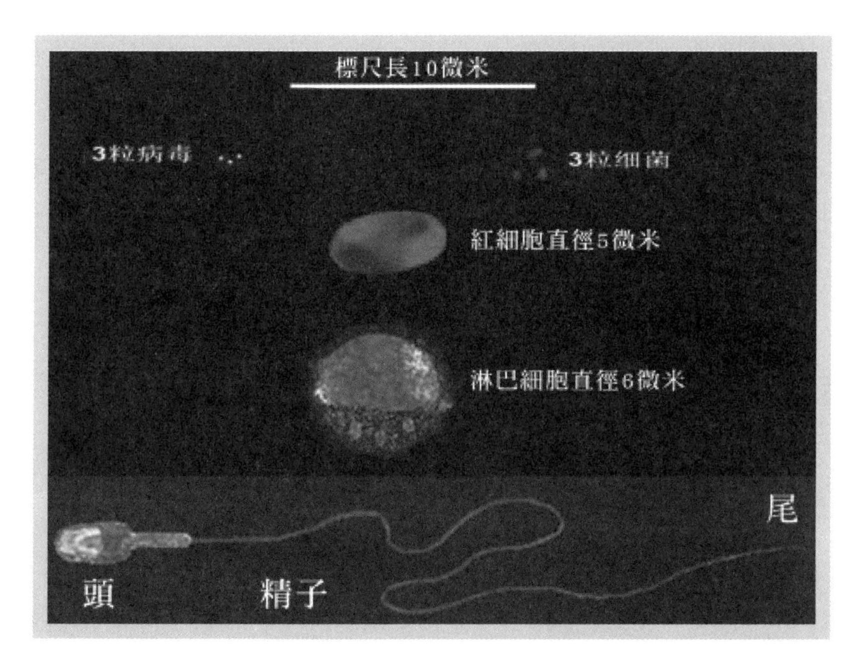

發現腫瘤以後，不是今天發現，迫不及待地明天就要處理。我遇到很多病人，都是太急於處理，結果走彎路了。為什麼呢？病人著急了，害怕了，甚至還沒搞清楚是什麼病，有的不是癌當成癌了，這樣的例子很多。

所以講這樣一個大小的概念。多大？一個癌細胞10個微米的話，100個排起隊來，才有1個毫米。你想想，到了1個釐米這麼大一個癌的話，裡面有多少個細胞？10億個細胞。它要長的話，要幾個月時間慢慢地才能長出幾個毫米、1個釐米呢！可不是長得那麼快的。

好，我們理解了它的大小，和它一點一點長的規律，我們就可以來體會，如果身體一旦發現有問題了，怎麼來對待？千萬不要驚慌失措，著急忙慌，這樣反而會壞事。我們遇到這樣的例子太多，急中出錯，有點可惜。還有的不聞不問，兩年了，三年了，他竟然不去管它，等它長大了，擴散了，醫生就算是神仙也沒有辦法了。剛才說了，**它是以月計算，2 個月、3 個月增加一倍，所以以月為計來關注是可以的。你不能一年、兩年都不管它，那也有點太麻木不仁了，那種對待腫瘤的態度也是不可取的。**

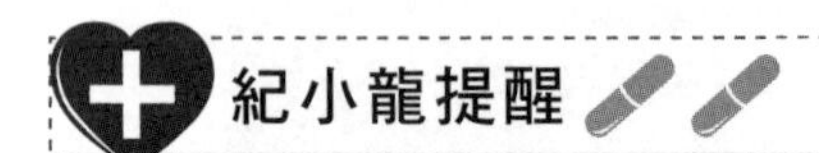

做腫瘤化驗時，應多去幾家正規醫院進行檢查，綜合多個結果來判定病情，切不可完全相信某一個醫生的檢查結果。

在這個充滿污染、競爭和紛亂嘈雜的大千世界裡，應該如何保護個人的健康呢？前面我們提到每五個人就有一個死於癌症，另外四個人不是癌症。那麼我們誰能夠倖免？誰是那四個幸運者，誰是那一個不幸者，你想過沒有？

在我上國中的時候，我有一個同學，他是我們的班長，非常優秀。他個子很高，在學校裡成績好，品德也好，各方面都是大家的楷模。他後來得了癌，等他找到我的時候，已經不算早期了。我也盡了我的所能，當然也是有限的。他最後只存活了兩年左右，現在已經不在了。這是我一位國中同學的遭遇。各位有沒有想過，你不想癌離你很近，實際上癌卻就在你的身邊，就在你的周圍，甚至就

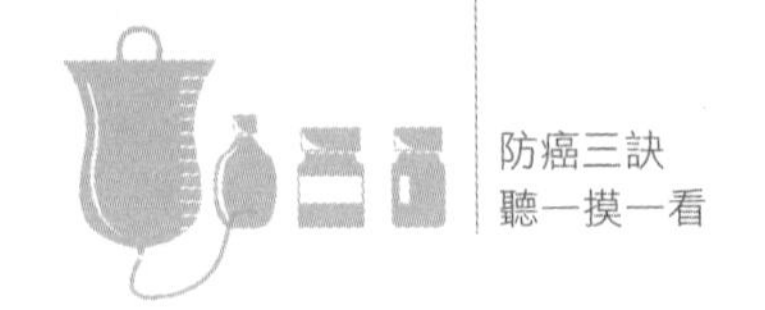

在你的身體裡面！

這一點也不是嚇唬人，癌症不是離我們遙遠的事件，不是外星人的事情。是不是我們要聰明一點，知道癌怎麼回事，知道怎麼預防它，怎麼躲開它；萬一遇到了，怎麼來對待它，最後的結局就會不一樣呢？答案是肯定的。

我自己的朋友以及遇到的病人裡面，這樣的例子太多了。反過來說，對癌症的認識和採取的方法不對路、不正確、走彎路、走錯路，早早就和人生說 bye bye 的，也大有人在。這就是我為什麼想重點介紹一下癌症和自己的身體關係有多麼密切的原因，我們又該如何設身處地思考一番？

我們是普通人，都是小人物，或早或晚，都會離開人世。當然大人物也跟我們一樣，在生死疾病面前，誰也不比別人優越。我經歷過一些非常令人惋惜的病例。我給大家介紹一位重要領導人病情發展的經過。這位領導人深受人民愛戴，早在 1972 年的時候就發現血尿。1972 年，經歷過的人都知道，那是一個特殊年代。對他來說，要處理的事情太多太多，煩惱的事也太多太多。1972 年，他就開始血尿了。按照一般情況，如果剛開始發現膀胱裡面長一個瘤子，及時處理，那就一點事都沒有。可是呢？他 1972 年初發現症狀，一直到 1974 年的 6 月 1 日才動手術。大家算算，都隔兩三年了！這時再開刀，癌細胞已經從膀胱轉移出去了。他 1976 年 1 月 8 日逝世。從 1974 年 6 月份到離開人間，他做的大手術有十幾次，小手術也有十幾次。但後面做手術沒有用了，癌細胞已經轉移了。這是一個最典型的延誤治療的病例。已經尿血了，說明這時候膀胱裡面已經長癌了，卻拖了兩年多才開刀。這時開刀，儘管找了名醫，雖然都是當時泌尿外科的權威，還有什麼用呢？大大小小開了十多次刀，也沒解決問題。

按照一般情況，在所有的惡性腫瘤裡面，膀胱癌是比較容易對付的。這個癌並不是最兇惡的腫瘤，患膀胱癌的病人一直活著的太多了，他的問題出在哪兒呢？就是耽誤了最佳的治療時間。

對待腫瘤，關鍵要發現得早。發現早的，包括乳腺、胃、肺、肝臟的腫瘤，還在原來的位置，還沒有轉移出去，這時候如果及早治療，效果就會很好。這就像田裡長了一個馬鈴薯，它長在田裡，根還沒有伸出去的時候，就給它挖得乾乾淨淨，田裡怎麼還會再長呢？所以我們從這個病例就體會到，他都出現尿血了，已經不是很早，但如果這時候及時去治療，和兩三年後再去治療比，效果顯然不一樣。

是不是早點去醫院就放心了呢？也不是的。如果病人有感覺了，出現症狀了，到醫院去檢查，檢查後醫生說沒事，你就相信了？

我又想起一位開國的元帥。當時他感覺不舒服，右下腹隱痛，就去看醫生。醫生問他怎麼了，他用手按著肚子說：我這個地方痛，痛幾個月了。醫生又問，你感覺怎麼痛啊？他說，隱隱的痛。右下腹部那個地方壓下去有一點痛，也沒有什麼其他的感覺。醫生一檢查，就發現右下腹部有一個點，在闌尾的這個部位，使勁壓下去有點痛，給出什麼診斷呢？慢性闌尾炎。

慢性闌尾炎怎麼治療啊？一位老人，歲數這麼大，慢性闌尾炎也不值得開刀，就保守治療，先觀察，就給點藥回家。回家後還是

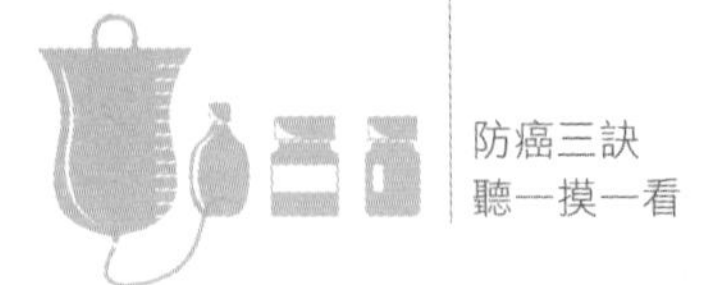

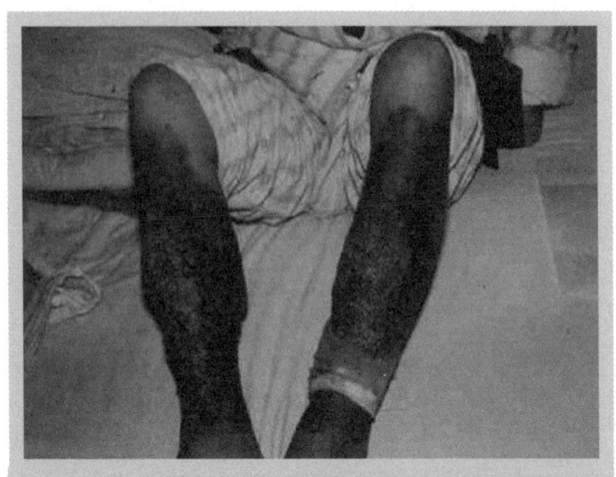
這位兩個小腿上的惡性腫瘤潰爛成如此程度，但並沒有疼痛也不影響日常生活。

痛，怎麼辦？又到醫院來了，把醫院的專家請來看了。醫院的專家很負責任，把北京市的專家都請來會診。會診完了，大家一致意見：慢性闌尾炎。怎麼治療呢？還是保守治療，回家繼續觀察。

到了年底，終於有一天，他突然肚子痛得厲害，突發的劇烈疼痛，就趕快到醫院了！到醫院一看，肚子裡都有氣了。肚子裡有氣，就說明哪個地方破了，腸子裡或者胃裡的氣都跑到肚子裡去了，只能馬上開刀了。醫生打開肚子一看，整個肝臟的表面都是小疙瘩。一摸，右下腹闌尾那兒有個大疙瘩。這是什麼啊？腸癌，都已經轉移了。當然維持不了多久了。

這兩位領導人，一位是有病不及時看，另一位是有感覺了，也去看了，還是醫院的專家，北京市的專家都來看了，專家是負責任的啊；都是名醫，也不是技術不高啊，可是怎麼樣呢？還是錯了。所以這又提醒我們一個問題：你不舒服了，你到醫院去看病，**一個醫生看了，說你是什麼，你不要完全就相信。這是我提醒大家的：**

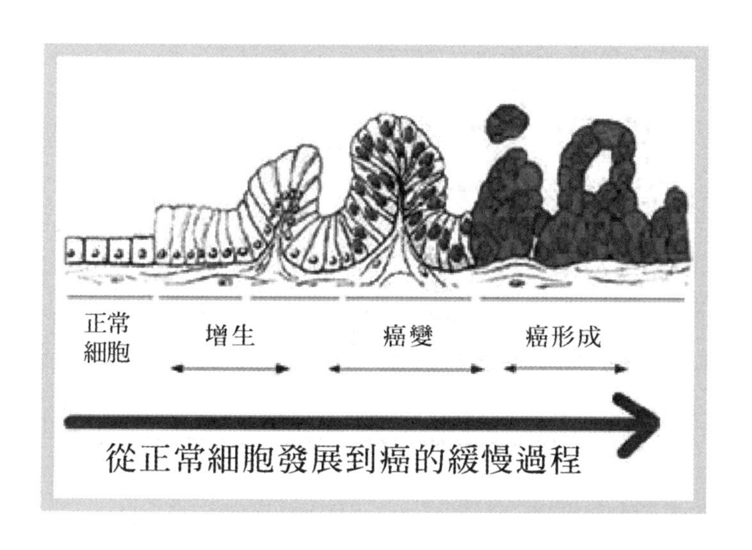

一定要去再找一個醫院，或者再找一個醫生，聽聽第二種意見。

當然，我指的是正規醫院。現在不正規的醫院不少，把小病說成大病的，大病說成嚇得你要死的病，有很多很多。目的是為了從你口袋裡掏錢。但是我們自己懂得一些基本的腫瘤常識，你就能判斷醫生說的在理不在理。

我們從上面這兩個例子就看出，**腫瘤發生肯定是一點一點，從開始沒有感覺，到有感覺，然後慢慢不停地生長，越來越大，越來越大……這個過程一般要 5 年到 10 年。**就是說，身體裡面出現異常的細胞，開始 1 個變 2 個，2 個變 4 個，到長出一個 1 釐米、2 釐米這麼大一個腫瘤，要 5 年到 10 年的時間。我給大家把這個時間一說，大家就會明白了，原來是這麼一個過程。所以如果有不舒服的感覺了，要及時去看醫生，這是第一點；第二點，去看呢，不能一個醫生說你是什麼，你就一定是什麼。在腫瘤這個問題上，最起碼還得找另外一家醫院，請另外一個醫生來驗證一下是不是這回事，這是

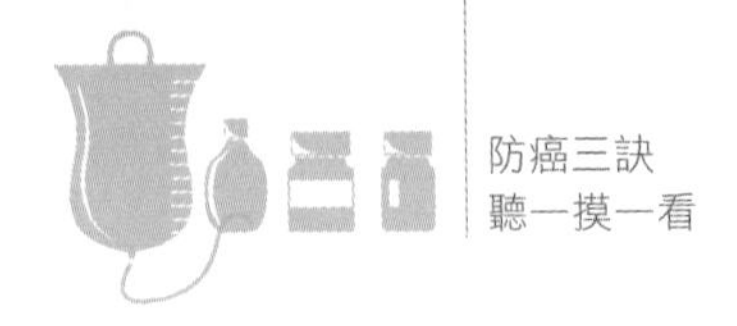

最起碼的。

你可能會說：這麼多種腫瘤，數都數不清 ，我們自己該怎麼預防呢？

我們重點介紹幾個注意點。

比如說，用自己的手能摸的到地方。哪個地方自己用手能摸得到？全身的皮膚和乳房，這是用手能摸得到的。**用手摸得到的地方，用眼睛能看得見的地方，這些地方可不能出問題。這是你自己可以負責的，不需要醫生幫忙嘛！**你要對自己的身體重視，要對自己的身體認真負責。你的後背，**自己看不見，可以叫你的家人幫你看看。**

我遇到一些病人，腳板底下有黑色的一片，幾年了都不去管它，等到長鼓起來再來看，晚了！變成惡性的了，全身都擴散了。人的手掌和腳掌是承受壓力的地方，腳每天要走路，手要拿東西。這些地方有腫瘤細胞了，你拿東西，就刺激它一下，走一步路，就刺激

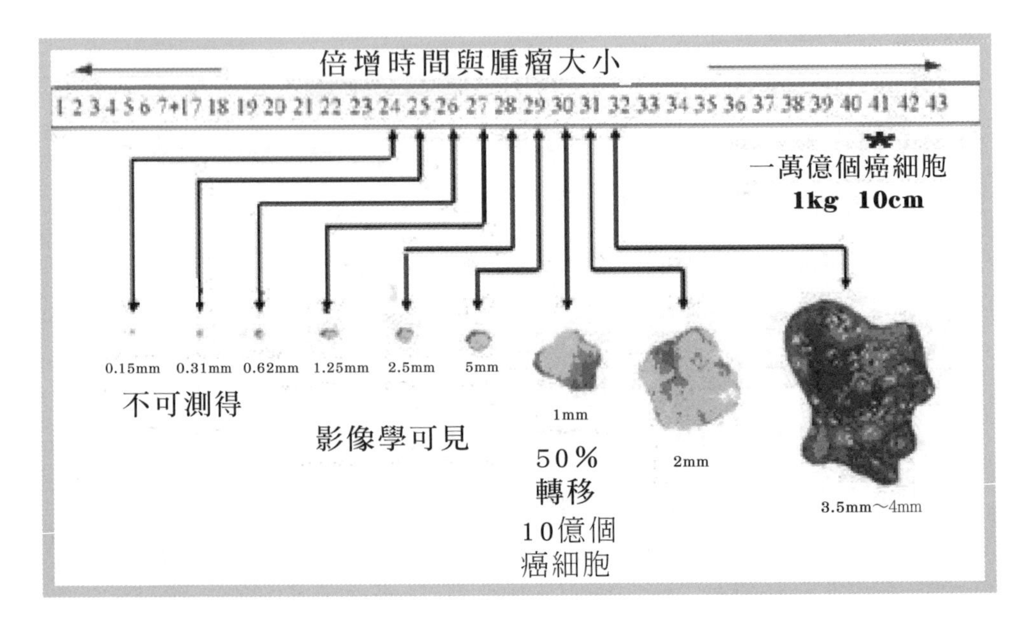

它一下，你想它不「生氣」嗎？腫瘤細胞也「生氣」啊！它想：「你總干擾我，不讓我安靜，那好，我就使勁給你長。」這是人眼睛能看得見的，用手能摸得到的地方，這個地方長腫瘤然後變成惡性的，這不怪你自己，怪誰？

人的手掌和腳掌，是黑色素腫瘤最容易變成惡性的地方。有人說，不就是長了一個痣嗎？我自己手上也有一個痣，這麼多年了，最起碼幾十年了。我看得見，摸得著，我對它負責，它就也對我負責。我看它什麼？看它有沒有長大。總是這麼大，顏色也沒有加深，我就不用管它了。它要是變成惡性，會怎麼樣啊？我在前面講了，它是細胞組成的。細胞１個變２個，２個變４個……細胞數目增多了，增多以後要鼓起來啊，這個範圍要擴大啊，這是基本知識了。

所以，如果是眼睛看得見的，手摸得到的地方長癌了，已經跑出去了，轉移了，已經到中晚期了，這個是不是要自己負責呀？你叫醫生給你負責，或者你怨天尤人，怪別人，怪不到的，只能怪你自己。怪你對自己的身體太不重視了，也不關心它，它當然對你也不客氣。這個也是應該提醒大家的地方。

還有一點，尤其是婦女的乳房。有的婦女，自己的乳房從來不好好去摸，我都奇怪了。她為什麼不去摸自己的乳房？有的女士一輩子都不好好摸摸它。你想，乳房要長癌很難很難，它要經過多少年才能長出一個癌來，可是妳竟然從來都不管它。

我想起我認識的一位女醫生，是位教授。她乳房長了癌，一直長到腋窩下的淋巴結都腫的有雞蛋那麼大了，才切下來。我一看，腋下淋巴結這麼大，裡面全是癌細胞，堆滿了，等於是一大袋子，

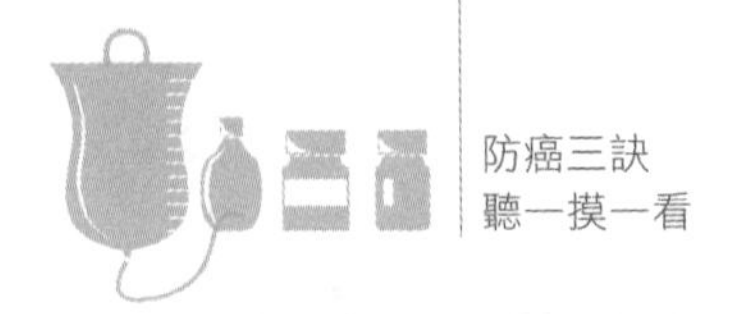

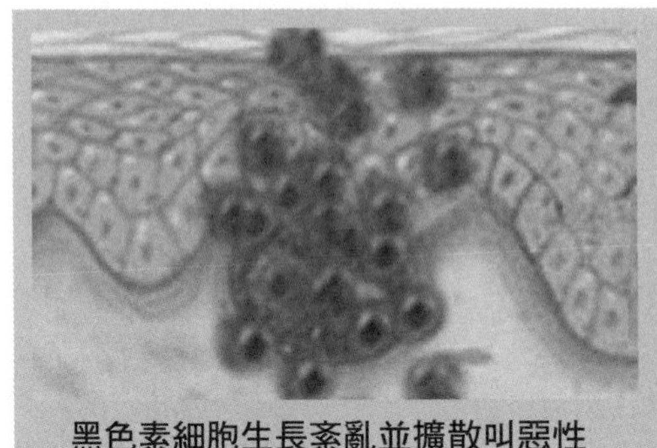

黑色素細胞生長紊亂並擴散叫惡性黑色素瘤。

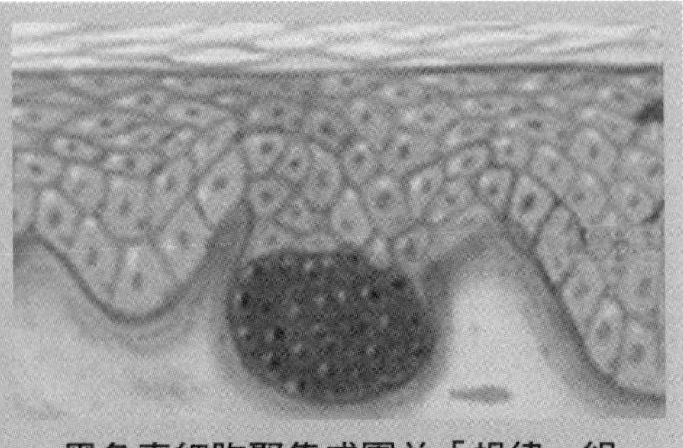

黑色素細胞聚集成團並「規律」組合在一起叫痣。

裝得鼓鼓滿滿的癌細胞。我就想，這肯定長了最起碼三五年了，不是一天兩天了，她自己為什麼從來都不摸自己的乳房呢？她丈夫也是醫生，我也認識。你想，她的丈夫這麼久了都沒摸妻子的乳房。這個問題你去想一想，不可理解。這就是用手摸得到，用眼睛看得著的地方。這些地方，你要對自己的身體負責，大家要想辦法做到。

有人會講，這是眼睛看得到的，那好，我回去就把我家人全部都看一遍。哪個地方有異常的，也都摸一摸，看有沒有摸到腫塊的。這是能做到的。

還有的人，身體裡長了腫瘤，如果有特別明顯表現的，就不能忽略。給大家舉幾個例子。

人身上最小的癌，長在哪個地方？最容易發現的，像乳房長癌，妳可以去摸。但最起碼像黃豆那麼大，才容易摸得到。再小的，妳摸也不容易摸到。但是人身上有一個地方，那個瘤子長的只有小米粒大小，一個毫米、兩個毫米，它就有表現。大家想，這是什麼地方？是喉部、聲帶。如果喉部、聲帶上長了癌，那個癌長得即使就像小米粒那麼大小，說話的聲音要變的。

以前有一位著名相聲演員，跟姜昆搭檔的李文華，他成天說相聲。說話多了，一聽聲音變了，那肯定有問題。聲帶是兩片薄薄的小肉片，很薄，在那兒靠空氣進出、震動發出聲音。稍微變厚一點，比如大家平時傷風感冒的時候，聲音都變了，就是稍微水腫一點、變厚了一點，聲音就變了。

如果那個地方長一個小小的瘤子，那個小瘤子才有小米粒那麼一點點，說話聲音一定會有變化的。聲音都變了，你還不去看病？有人以為是小問題，不就是聲音變了……如果是傷風感冒，變調的聲音過一週、過十天會好的；如果長了一個瘤子，它不會消失，聲音改變會越來越明顯。所以，當我看到患者喉部長癌，都轉移了，再來看病，我覺得這個人也太麻木了，對自己的身體不聞不問，不知道他想什麼。這是聲帶，大家好理解了吧？

還有什麼呢？身體能看得見的看，能聽得見的聽，還有什麼呢，想過沒有？腦子。

腦子外面是一層硬梆梆的骨頭，頭骨，敲都敲不動。你想，一個腦袋瓜裡面，外面是骨頭包著，硬梆梆的。如果胃裡長一個東西，長到拳頭那麼大，你平時吃飯，吃一碗、兩碗，哪有空間可以待著；但腦殼怎麼樣？腦子本身就把腦瓜裡面佔得滿滿的，沒有空隙了，沒有多餘的地方。如果你腦子裡的細胞 1 個變 2 個，多出來了，長瘤子了，1 變 2 個，2 個變 4 個……不要多大，也就是一釐米、兩釐米，你腦子裡面沒地方去，這時候就會出現頭痛。壓力嘛！我們說腦裡面的壓力增加了。有人都頭痛一年了，還是麻木不仁，還去看那些所謂的騙人的醫生，吃各種所謂的花冤枉錢的「特效藥」。他

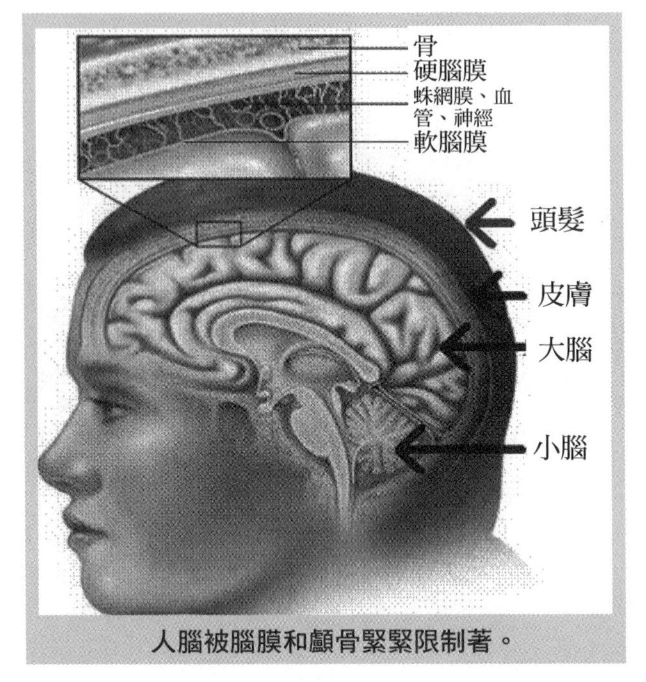

人腦被腦膜和顱骨緊緊限制著。

就不動腦子。他為什麼痛啊？因為腦瓜殼沒有地方膨脹，沒有空間，腦子裡面長多出來一點，裡面的壓力就大了，腦內的壓力一大，就要頭痛。他這種頭痛，是一點一點、越來越重、越來越重。不像偏頭痛，不像傷風感冒的疼痛，後者會好的，而這種是好不了的。它是開始輕，一個月以後重了一點，一個月以後又重了一點……這麼緩慢的變化的。

好，這是我想到應該提醒大家的：**眼睛看得見、手摸得到；聽聲音能夠聽出來；然後像不太注意的頭痛 ，它一點一點的加重……這些肯定有問題了**，不會沒有問題，是不是？

其他的部位呢？再打個比方。好比說小孩突然發育了，鬍子也出來了（不是指正常發育，在 10 歲以內），這個是男孩，那你就要想，他肯定哪個地方有問題了。你還馬馬虎虎的、不去解決這個問題？反過來女孩子也是一樣。女孩子 10 歲之前就來月經了，乳房也長起來了，她身體裡面肯定哪個地方出了問題，導致提前發育了。這時候要考慮到，雌激素分泌的太多了，就提前出來了。什麼時候會提前出來？長瘤子的時候，瘤細胞就可以分泌雌激素啊。所以要把這些現象與腫瘤聯繫起來，它們都在提示你：有腫瘤的信號開始出來了。像一般的症狀，什麼疲憊啊、無力啊，這些沒有特異性。

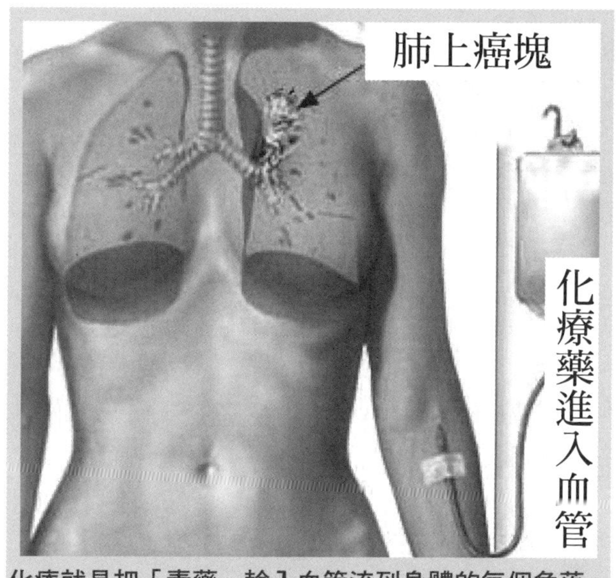

化療就是把「毒藥」輸入血管流到身體的每個角落。

這是提醒大家在日常生活中，如何提高警覺和注意。當然在各個家庭裡面，不同的家庭、不同的人群，還有各個地區情況會有所差異。這一講就是提醒大家，把你眼睛看得見、手能摸得著的地方，先徹底地做一遍自我檢查，免得發生一些不該發生的腫瘤，到時後悔來不及。後面我們就要從最常見的癌開始，一個癌一個癌地介紹與它們相對應的「預防法」。

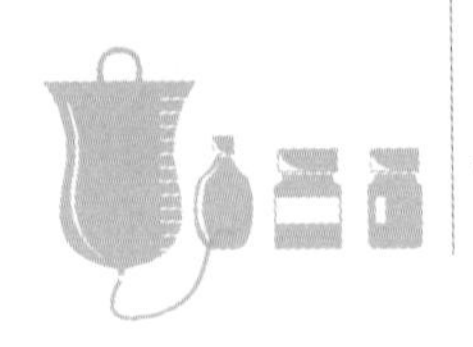

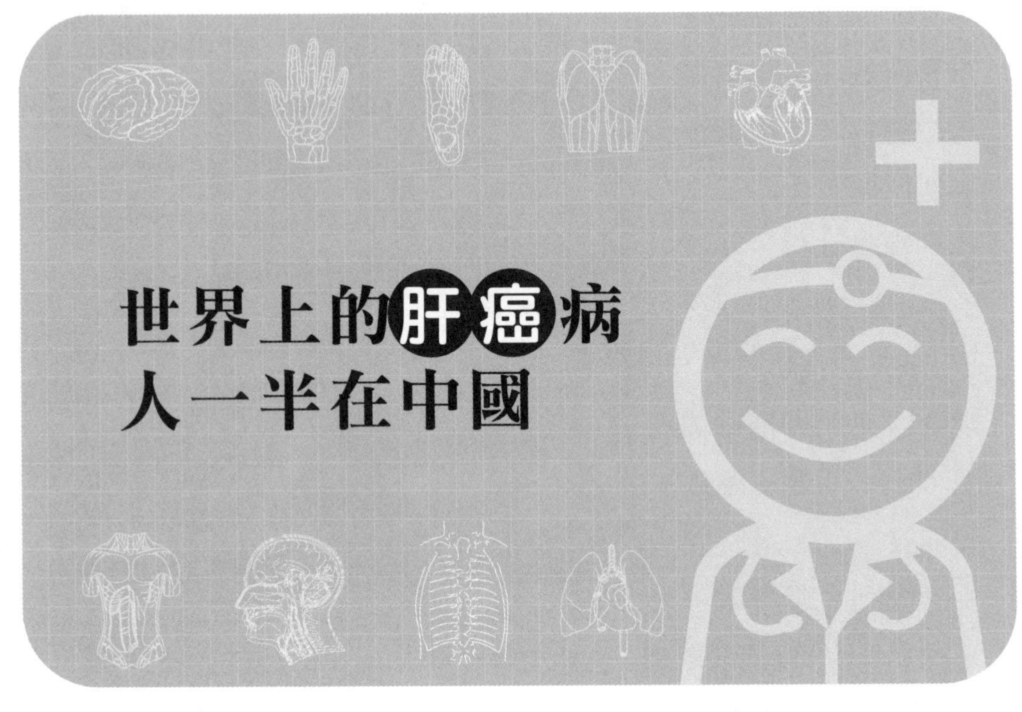

世界上的肝癌病人一半在中國

我在美國進修的時候。有一天，醫院裡突然遇到一個肝癌患者。這時，美國的醫生像過節一樣，都很興奮。為什麼呢？因為他們很少遇到肝癌患者，一年遇不到一兩個。雖然發現肝癌對病人來說是個可悲的事情，可是對醫生來說，他可以學到肝癌的知識，所以比較激動。

我當時很奇怪，一個肝癌病例來了，有什麼好激動的呢？這很常見啊。

說到肝癌，有一個數字，大家聽了可能很吃驚。**中國的肝癌病人比例竟然佔到全世界肝癌病人的55%**。你可能會說，中國人口基數大，所以得癌的人在世界上佔的比例也大，這不足為奇。但是一分析你會發現，全世界人口 60 億，中國人口儘管多，有 13 億多人，但也就佔全世界人口的 1/5 ～ 1/6。可是全世界一半以上的肝癌患者都在中國，這不是很奇怪嗎？為什麼會這　多？而西方人卻那麼少呢？是不是值得探索一下？

說起肝癌，我突然想起一位當代偉人——孫中山先生，他就是患肝癌去世的。孫中山在南京總統府成立了中華民國政府，1925 年 1 月，他到北平準備重整山河，結果下了火車就病了，就倒下了。在北平協和醫院手術的時候發現是肝癌，後來不久，3 月 12 日他就去世了。在那個時候肝癌患者就不少，對不對？

但是，為什麼中國人容易得肝癌？一開始我也不知道。後來我當了醫生，上個世紀六、七〇年代的時候，碰上全國普查癌症。有一個調查內容是全國哪個地方肝癌最多。結果查出來了。在哪裡呢？在長江下游的一個島附近，江蘇省啟東縣，是肝癌的高發區。其他地方肝癌患者不多，啟東縣那個地方最多。醫學科學院馬上就派人到啟東去調查。

當地人民是最有發言權的。老百姓說，我們這裡不僅僅是人長肝癌，啟東這個地方的鴨子肝臟上都長瘤子。啟東的鴨子也長肝癌！在世界上其他地方沒有發現鴨子有肝癌。那個時候也不知道什麼原因。大家就懷疑，是不是水有問題呢？因為鴨子整天在水裡。或者食物有問題？但當時都不知道，只是發現了這個現象。

肝是什麼樣子呢？它分為左葉和右葉。它長在什麼位置呢？在我們身體的偏右側，不可能跑到左邊。你先摸脖子下面橫在這兒的一條鎖骨。然後在鎖骨下面，有一根一根的肋骨。摸到最下面軟的

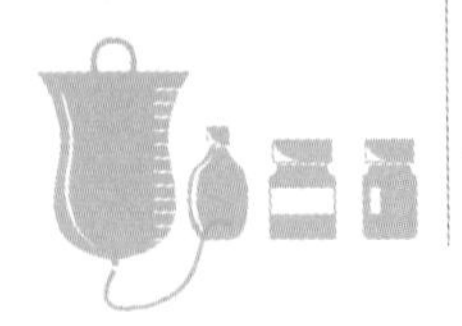

部分，到肚皮了，在這個地方有一個弧形，肋骨硬的和軟的有個交界，這個交界線就是肝的下緣，肝的下面的邊。

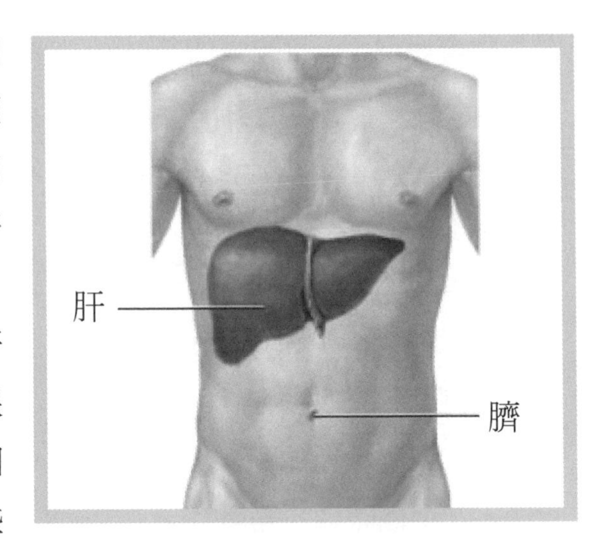

肝臟的上面在哪兒？肝臟的上緣在第五、第六根肋骨附近，這樣一個範圍是肝臟大致的範圍。有些年輕人平時打架或者鬧著玩，可不能使勁打這兒。肋骨下面就是肝臟，肝臟是一個實心的器官，肋骨一打斷、一刺破，肝臟就要出血。現在開車的人太多了，在農村的拖拉機、摩托車……我看過的車禍太多了，一撞把肝臟撞碎了、撞爛了，這樣人都活不長。因為肝臟裡全是血，一下子全流出來了。

上個世紀 70 年代剛開始的時候，大家還不知道肝炎分為 A、B 型，醫生也還不知道肝炎病毒分 A 肝病毒、C 肝病毒、B 肝病毒、D 肝病毒、E 肝病毒……分了這麼多種，那時候不知道。當時醫生只知道有個「澳抗」——澳大利亞抗原。那時候檢查就要查澳抗。再往後，隨著醫學的發展，一步一步地明白了，其實都是肝炎病毒。這種病毒分 A、B、C、D、E……這麼往下，發現一個給它排一個名字。最早發現的就叫 A 肝。

如果查出來是 A 型肝炎，病人可以不要擔心。A 肝會徹底痊癒。什麼意思呢？ A 型肝炎是 A 肝病毒到了你身體裡面，只要你好好地休息，不要勞累過度，A 肝病毒在你身體裡很快就會徹底地被清除乾淨，不留任何痕跡。所以這個 A 肝不用擔心。那麼，和癌症有關的問題出在哪裡呢？答案是 B 型肝炎和 C 型肝炎。

如果病人得了肝炎，發現是 B 肝病毒或者 C 肝病毒引起的，後面可就麻煩了。因為這兩種病毒會在病人的肝臟裡賴著不走，它會在肝臟裡待著，安家了，在裡面長期紮根。B 肝病毒或者 C 肝病毒在肝臟裡面住下來以後，它今天破壞一個肝細胞，明天破壞一個肝細胞，把病人的肝臟細胞一個一個給殺死了。

肝臟細胞死了以後，大家想想，會出現什麼情況呢？打個比方，從地上挖走了一塊土，就有一個小坑，一下雨怎麼樣？雨水就要把它佔據。同樣，肝臟的細胞死了以後，誰來填充死去細胞的空間呢？長出來的就是疤。胳膊上割了一個口子，長好了可不是原來那個，長的是疤。疤是什麼啊？醫學上講叫「纖維」。所謂纖維，就是一些絲和條，就像線一樣，在那個地方填滿，就起這個作用。肝臟也是這樣的，看上去是疤。這時候醫學上有個詞又出來了，叫「肝硬化」，長的都是疤嘛，摸上去都是硬的。

肝硬化的本質是什麼？肝硬化的本質就是肝上長疤。**從 B 肝開始，發展成肝硬化，一般要 5 年到 10 年。所謂肝硬化，肝臟上長的都是疤，摸上去是硬的，再往下發展就要到肝癌了。**

正常人的肝臟有很多功能，但到了肝硬化後，就只有剩下的肝細胞在幹活。就像挑擔子，原來 10 個人挑這麼多重量，現在死掉 5 個人，還剩下 5 個人，剩下的 5 個人要完成原來 10 個人幹的活，擔子就重了。重了以後怎麼樣？這時候就容易出現搗亂的細胞。你總

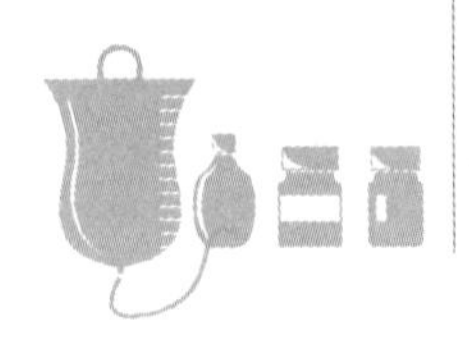

是叫它使勁幹活，它忍受不了，就要反抗，就要生氣，就要跟你對著幹。這時候就容易出現變壞的細胞，肝硬化就轉變成肝癌了。這個過程又是 5 年到 10 年。

為什麼中國人中肝癌多？發現肝炎病毒以後，又發現病毒感染會導致肝硬化，然後再發現肝硬化可以發展成肝癌，這就明白了。**世界上一半以上的肝癌患者在中國，是因為我們中國人中的 B 肝、C 肝病人太多太多。**

既然中國肝癌那麼多，我們應該怎麼辦呢？

很簡單嘛。第一，如果你沒有肝炎，或者得過 A 肝早就好了，沒有 B 肝、C 肝（其他的戊型肝炎、己肝肝炎無所謂），那就不會發展成肝硬化。只有 B 肝和 C 肝，會發展成肝硬化。所以，**如果你沒有 B 肝、C 肝，你不用擔心肝癌。**

所以第一步，你要知道自己的身體裡面，你的肝臟有沒有 B 肝病毒和 C 肝病毒？如果你沒有患 B 肝、C 肝，你就放心睡大覺吧！不要考慮肝癌在你的身上出現。

第二，如果很不幸，你有了 B 肝或者 C 肝，那怎麼辦？如果是 10 年前，我會告訴你：沒辦法，你也不用去白花時間、精力，白花錢，沒有用的。現在呢？我們透過最近 10 多年的努力，發現有的藥物能夠抑制 B 肝病毒，叫它不要再繼續破壞肝臟。如果不去破壞肝細胞，肝細胞不死，那肝臟就不會受刺激，就不容易出現肝癌。當然治療 B 肝的藥也不那麼便宜。

第三，如果你說：我沒錢，我家裡也是窮人，但是我有 B 肝，怎麼辦呢？

你也別太著急，不是所有B肝病人都會發展成肝硬化。**即使到了肝硬化以後，也才有 1/10 的肝硬化發展成肝癌的可能**。好了，首先如果你沒有肝硬化，就不用擔心了；如果到了肝硬化了，怎麼辦？大家還記得我們前面說過嗎？如果肝硬化要發展成肝癌，一定首先體內要先長出一個異常的肝細胞來。那個細胞，要1個變2個，2個變4個，4個變8個，一個個地長下去，到最後變成癌症，這個時間要5年到10年。怎麼辦？最簡單的方法，就做超音波檢查。超音波檢查能把肝臟裡面看得清清楚楚。肝臟是不是有肝硬化？肝硬化裡面有沒有新的細胞出現一團結節？如果有結節，在超音波檢查下，幾個毫米就能發現。所以如果有肝硬化了，也不要太緊張，就隔半年做一次超音波就可以了。它要長幾毫米，最起碼好幾年時間呢！你半年做一次，一旦發現了，也在一個釐米以內。一個釐米以內的小肝癌，很多辦法都可以徹底治好，是很容易治好的。

說到這裡，對待肝癌這個問題，我們理解了有這樣一個過程，也就知道了普通人該怎麼來對待肝癌。每個人應該選擇合適自己的方案，大家心中就有數了吧？

道理就是首先要知道你有沒有肝炎，尤其是B肝和C肝。如果沒有，你不用擔心肝癌；如果有，有條件可以用藥物來控制；如果你沒有錢，用不起藥，那你就重點關注看它什麼時候會發展成肝硬化。如果沒有肝硬化，也不用擔心；如果一旦到了肝硬化，這時候隔3個月到半年要做一次超音波檢查，看肝臟裡面有沒有新的、異常的細胞出現的一團。現在超音波檢查非常靈敏，幾個毫米的癌瘤就能發現了。你就看它有什麼變化，如果發現了有幾毫米，過上幾

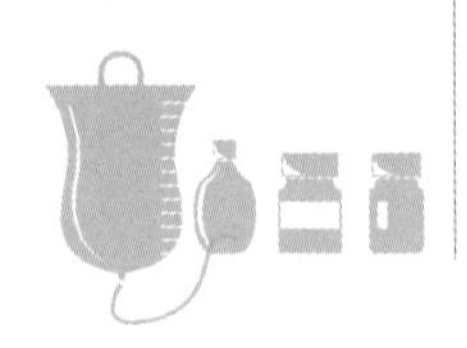

個月再看它是不是長大了？如果長大了，說明這一團細胞是不正常的。這時候如果在一兩釐米以內的，即使是肝癌，也是可以徹底治好的。

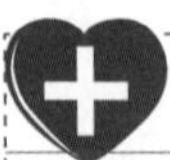
紀小龍提醒
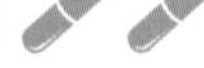

怎樣預防肝癌？

推薦絕招：定期做超音波檢查。

檢查對象：B 肝、C 肝患者。

檢查內容：有沒有肝硬化。

檢查頻率：半年一次。

肝癌在人群當中很常見。大家為什麼很害怕肝癌？**主要是因為肝癌與其他癌症相比，它發展得快、死得早。**比如患了乳腺癌，手術治療也好，其他各種治療也好，再活幾年沒有問題，但是肝癌一旦發現後，往往基本上只能存活半年。因為肝癌在發現的時候，很多病人都不是早期了，直徑已經都是 3 釐米、4 釐米以上了，甚至 5 釐米以上了，更嚴重的是，許多病人去看病的時候，發現腫瘤已經不僅是在肝臟了，已經轉移了。這個時候才去治療，什麼方法也不靈了，也就是多活半年左右。

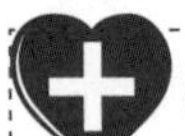
紀小龍提醒
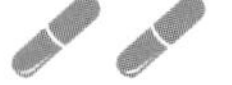

肝癌早期沒有疼痛感，因此不要等到肝部劇痛才去醫院檢查。到感覺疼痛時，往往腫瘤已經很大。因此，最好的預防方法是定期體檢，防患未然；如果在兩釐米以內發現，仍有很好的解決方法。

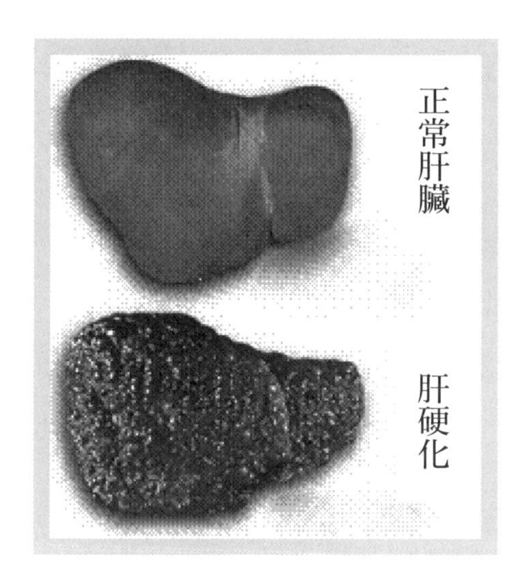

可能看到這裡，有人就要問，為什麼肝癌特別容易轉移呢？

讀者們可能沒有機會看到人的肝臟，但豬肝應該接觸過吧！在我們人體的臟器中，肝臟的供血最豐富，肝臟內的血液，流得多，流得也快。所以肝臟裡面長了癌，癌細胞很容易就掉到血管裡，然後隨著血液就流到全身去了。這就是肝癌和其他癌相比，一旦出現癌細胞，它很容易跑到身體其他地方去。由於肝臟的血液供應比其他臟器都要豐富，這是一個轉移的重要原因。肝癌容易轉移的另一個原因就是，很多人都是等到有症狀了才去看病，等肝脹痛了再去看病，這時候癌已經長大了，就已經不是小的了。

為什麼肝癌會有脹痛的症狀呢？

人的肝臟形狀跟豬肝差不多。小豬的肝就小一點，大豬的肝就大一點。人也是一樣，正常的成年人，肝臟也就是 1.5 公斤左右。在肝臟外面有一層很薄很薄的膜包著它。肝臟細胞可以新陳代謝，老的細胞死掉了，新的肝細胞長出來，但是肝細胞的數目基本上是

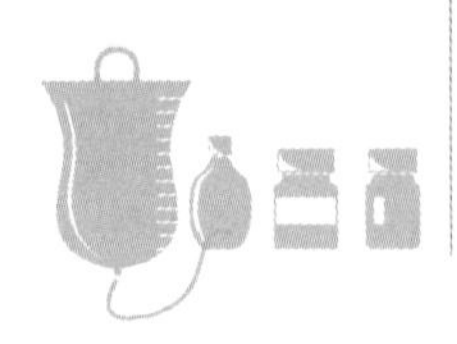

保持不變的。肝臟外面的膜也是不能「長大」的。所以，肝臟裡面如果長了一個塊，多了一個釐米以內還能忍受，兩釐米就開始有感覺了，到了 3 釐米、5 釐米……肝裡面長了一塊腫物了，外面這層膜就撐得不能再繼續容納下去了，這時候就出現脹痛的症狀了。

肝臟內部沒有神經，不會讓病人感到疼痛，它是沒有感覺的。所以即使切一塊肝臟，也感覺不到疼痛，但是外面那層膜只要一破，就會有感覺，疼痛的感覺，這層膜上是有豐富神經分佈的。如果肝裡面長腫瘤了，體積增大了，它把膜撐得張力大了，這時候就才有疼痛。所以，病人到痛的時候才去看病，那個瘤子最少幾釐米了，道理就在這兒。大家一聽就明白了，要想早點發現，就要定期去做檢查，最好腫塊在兩釐米以內就能發現它，就不會出大問題了。

有的人肝臟上長了一個癌，一個大瘤子，一量，10 釐米了，這麼大了，病人到醫院去看，醫生就嚇唬他：「你這個瘤子這麼大了，肯定活不長了。」結果呢？我們發現，瘤子長得很大的病人反而還活得長。什麼樣的瘤子活不長呢？有好多個癌瘤，小小的、散在肝臟裡面的那一種病人活不長。

為什麼呢？如果只有一個大瘤子，外面有一層膜包著呢，癌細胞跑到血管裡去的少，而那種個小的、好多個的肝癌，肝臟外面的膜包得不好，跑到血管裡的就多。

有時我看到有的醫生在那兒吹噓說：我怎麼怎麼高明，我把肝臟上 10 多釐米的瘤子切了，病人都活著……其實，不是你醫生高明，是那個瘤子長得「老實」。都在肝臟的包膜裡面不跑出去，病人當然活得好了。

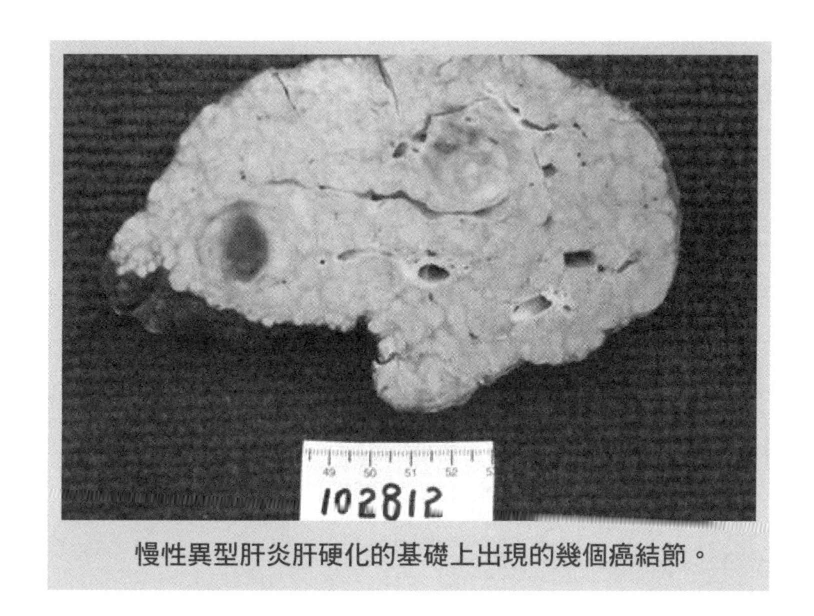

慢性異型肝炎肝硬化的基礎上出現的幾個癌結節。

我還是年輕醫生的時候，遇到過一個病人。他是農民，也沒有多少錢看病，檢查這個病人是肝癌，然後就把瘤子切掉了。過了 10 多年了，我突然又遇見這個人了，覺得挺奇怪的，於是，我冒失地問了一句話：「你竟然還活著！」他說：「是啊！怎麼一見面，你就問我怎麼還活著呢？」我心想，肝癌不太可能活這麼久啊！實際上，當時說他是肝癌的時候，醫學水準不高，現在看來是搞錯了，他得的不是肝癌，是肝臟裡面另外一個瘤子。長的像肝癌，把它當成肝癌。結果這個病人十多年後還活得好好的！

為什麼我要講這一段經歷呢？**說明即使醫生說他是肝癌，手術也切下來了，也不一定是肝癌。**我在前面說了，對腫瘤的認識，一定要找第二家醫院，或者第二個醫生，再去證實一下到底是不是，搞清楚是什麼？不是肝癌當成肝癌，這樣的例子也不少。

癌症離我們並不遙遠，它也沒有那麼可怕和神秘。實際上，癌症跟我們每個人都密切相關。它可能就在你的周圍，甚至就在你的身體裡面。大家一要重視它，二要盡可能瞭解它。我們說「知己知彼，百戰不殆」，如果你不知道癌症的基本知識，不瞭解癌症，因為害怕而離它遠遠的，不去和它交往，那你不失敗才奇怪呢！**但如果你能抓住要領，其實，癌症也就是這麼回事。**

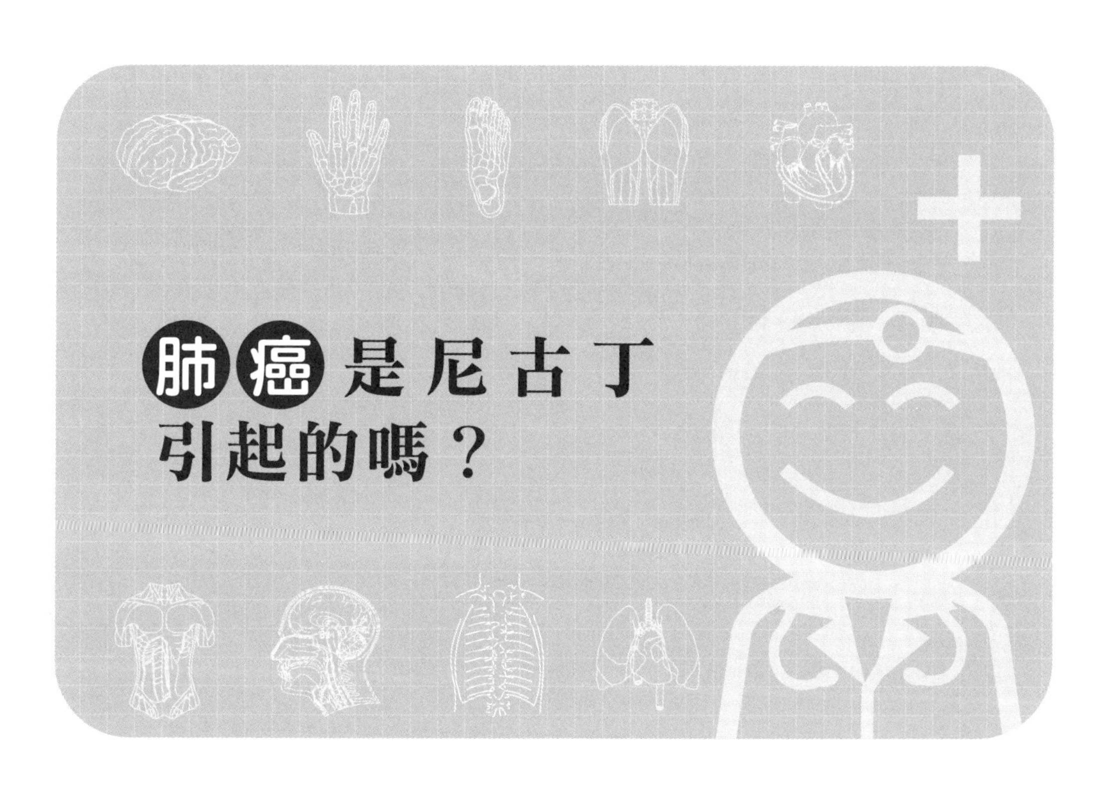

肺癌是尼古丁引起的嗎？

肺癌很常見。不少人擔心害怕，怕得肺癌，尤其是抽菸的人。你想知道怎麼預防嗎？

俗話說，「知己知彼，百戰不殆」。首先，大家要知道肺在身體的什麼地方，它有多大。

肺藏在我們的胸廓裡面，外面是皮膚，裡面是肌肉，再往裡面是肋骨。肋骨裡面有層膜，再往裡面就是肺。它像海綿一樣，摸上去軟軟的。

肺分右肺和左肺，裡面含的都是氣。它一邊有一根支氣管，兩邊的支氣管連在一起，中間形成一個主要的叫氣管，氣管透過喉，再與外界相通。

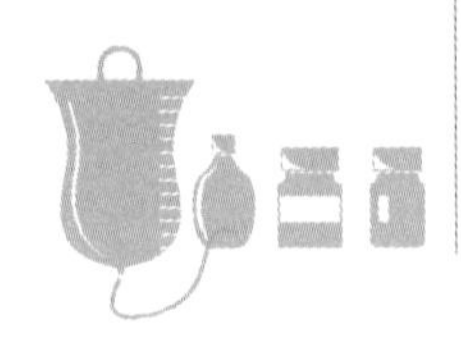

打個比方吧，肺就像一棵倒過來看的大樹。喉就像樹根的地方，氣管是樹幹，然後分出左右兩大枝。把肺倒過來就像一棵樹一樣，兩個左右枝分出去，然後再分成細枝。最後一共要分多少枝呢，從樹幹一直到樹葉，人的肺要分23階，就像23級臺階一樣，要分一次，再分一次，越分越細。分了 23 級了，最後分到肺泡。肺泡就像最後的樹葉。這就是人的肺。

想知道怎麼預防肺癌，還要澄清幾個平時常常聽到的、不正確的觀點。

第一個是「抽菸導致肺癌」。

常常聽到有人對抽菸的人說：「你抽吧抽吧，把肺都抽黑了！」實際上這個「黑」可說錯了。抽菸的人肺固然要黑，但不抽菸也一樣要黑。

你可能會問，怎麼會這樣呢？

我沒有當醫生前，人家這麼說，我也以為是對的。可是我當了醫生以後，一個肺一個肺的看了不少，很奇怪地發現，不抽菸的人，肺怎麼也是黑的呢？不是說肺黑是抽菸吸的嗎？後來慢慢積累多了，我突然明白了：肺的黑並不是抽菸抽的。

小孩子剛生下來的時候，肺都是粉紅色的，一點都不黑；到了少年時期，就已經有一點黑了；青少年的時候，到了十七、八歲，快到成人的時候，肺都是黑的，沒有一個不黑的。可以說，只要你活在這個世界上，肺都是黑的。

為什麼粉紅色的肺會變黑呢？「秘密」就在我們的一呼一吸之間！

一個人一天要呼吸多少次呢？按一分鐘十幾次算，一天就是成千上萬次。這麼輕輕的呼一次吸一次，你知道大約吸進多少空氣嗎？300 毫升～ 500 毫升。一罐可口可樂是 350 毫升，你輕輕的、不經意的這麼呼吸一下，就是一個可口可樂罐這麼多的空氣進來了。你想，你一天要吸多少氣進去？空氣裡充滿眼睛看得見和看不見的灰塵，還有各種有害物質，也包括病毒、細菌。不信嗎？你可以試一試：拿一張乾淨的白紙，放在你家裡任何地方，過幾小時你去看，那個紙上會有一薄層灰塵。所以，生活在我們日常環境中，要想找一個沒有污染的地方，到哪兒去找啊？找不到。所以肺變黑這個事兒，想躲也躲不掉。這就是現狀——**到了成人，肺都是黑的。**

有人說：「呀，我的肺都黑了，我害怕啊！會不會得肺癌呢？」

我說你不用擔心，為什麼？

這就是要說的第二個話題。

前面說了，人的肺就像一棵倒過來的大樹，樹幹就叫氣管，然後左右分支，越分越細，最後分成樹葉。肺泡就相當於樹葉，空氣就在那兒待著呢！實際上，人的肺泡裡面是絕對乾淨的。你可能會想道：「我把氣吸進去，那麼多灰塵，眼睛看得見或者看不見的，有那麼多呢！那為什麼到了肺泡裡面卻是絕對乾淨、絕對無菌的呢？」

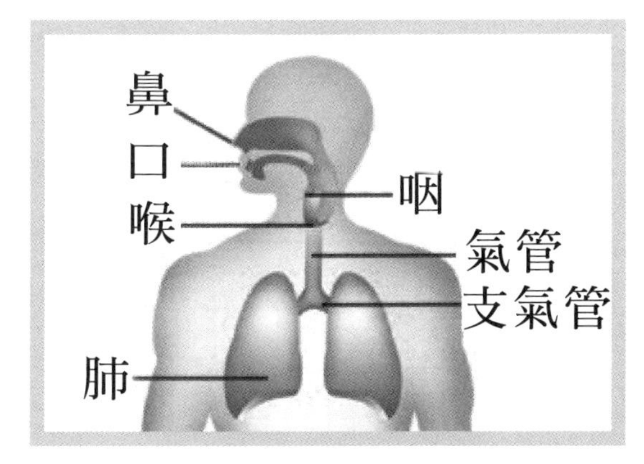

剛才說了，從氣管開

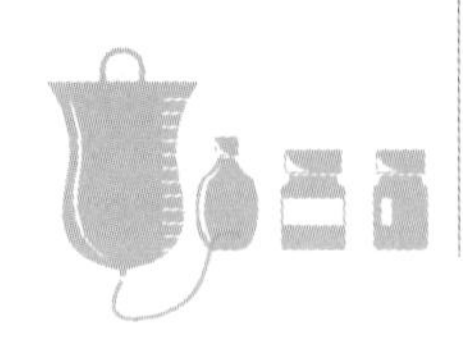

始，從「樹幹」（氣管）到「樹葉」（肺泡）要分為 23 級。在 23 個分級當中，氣管越分越細。為什麼越分越細？假如氣管是管子，裡面這一圈可不是光光的，都是毛刷子似的，所有的支氣管，從喉部開始，一級一級往下走，大小氣管裡面周圍一圈都是「毛刷子」。毛刷子幹什麼呢？在這個過程當中，空氣是在吸和呼，是動的。我們吸進來的空氣，在這個過程當中，從喉一直到肺泡，經過 23 級，最後到肺泡的時候，裡面的所有的灰，看得見也好，看不見的也好，總要有一個機會接觸到氣管的面上，一接觸到那個面上，任何大大小小的顆粒，都給「刷子」沾上了。不光是有刷子，肺裡面還有黏液，都幫助你把這些髒東西黏住。

肺部這個「刷子」（應當稱為「纖毛」）長的是什麼樣呢？我形容它們就像田野生長的麥子，麥子上面都是毛。秋天一吹風，田野麥浪滾滾。纖毛這種擺動，一分鐘多少下，很有規律的，而且是一個方向擺動，不是亂擺。所以灰塵或者任何有害物質進來，一旦被纖毛刷子刷上就黏住了。黏住了以後，就向一個方向擺，往什麼方向呢？往喉部方向，往上面刷。一級一級傳遞，最後所有有害的東西全部刷到了喉部。這時，喉部可能有點癢，咳一下，吐出去了。從支氣管到肺，我們人體的結構就是這樣精妙又完善，讓肺泡裡一定是既乾淨又無菌，都是保持最佳狀態。

也許你看到這兒又要問了，不是講怎麼防肺癌嗎？為什麼你要說這些呢？我們下面要說肺癌是怎麼得的，和這個就有關係了。

不少報刊雜誌，甚至大的戶外看板上都寫著：抽菸，尼古丁導致肺癌。是這樣嗎？不是，錯了，這個廣告就打錯了。**確實，抽菸**

有害健康，肺癌和抽菸有關，但真正導致肺癌的，可不是菸草中的尼古丁。

我做過這樣的實驗：把尼古丁直接跟健康的細胞挨著，這個細胞並沒有發生癌變。其實，任何實驗到現在都沒有證明尼古丁能夠致癌。但是，你去調查的話，確實抽菸的人患肺癌的比不抽菸的人要多啊！為什麼呢？

一開始我也解釋不通，但是我一直想要搞清楚到底怎麼回事。就做實驗。終於有一個機會，我做了這麼一個實驗：我們剛才不是說「毛刷子」（纖毛）嗎，「毛刷子」是幹什麼的呢？空氣裡面任何有害物質到不了人體的肺泡，全靠纖毛（「毛刷子」）。它就像麥浪滾滾一樣，都給你刷得乾乾淨淨，送到了喉部，或者是咳出去，或者是嚥下去，嚥到肚子裡，胃裡把它消化掉了，不會導致肺的損傷。

關鍵就是「毛刷子」的功能，要保護好。

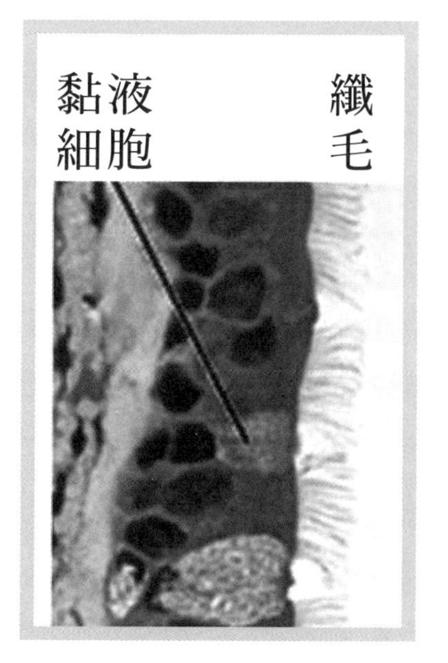

我們做什麼實驗呢？簡單說一下。我們先取得氣管、支氣管「毛刷子」的細胞，得到以後是活的，就放在瓶子裡，讓這些「毛刷子」細胞在裡面生長，給它營養液，我們就觀察它。它在活的時候，我們看見，這個「毛刷子」搖擺的又規律又整齊。這時候我們就吸一口菸吹到瓶子裡面去，把蓋子蓋起來，就

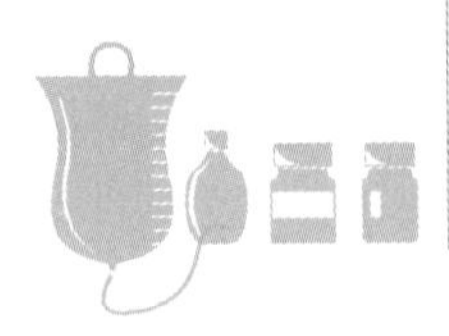

讓「毛刷子」的細胞在煙的籠罩之下。過了 20 分鐘，你可以看到，那個「刷子」剛開始還是擺得很整齊，可是過了一會兒，就擺得越來越慢、越來越慢，最後不擺了。再怎麼吹它，它也是一動也不動。我當時以為這些細胞死了，我和我的夥伴們就把蓋子擰開，把煙散掉。散掉以後再繼續看，過不了 10 多分鐘，驚奇的發現：「刷子」擺了一下！過了一會兒，又擺了幾下，再過 10 多分鐘、20 分鐘，又恢復到整齊地擺起來了。這告訴我們什麼呢？原來，**我們的肺從氣管到肺泡，那個纖毛（「毛刷子」）的功能才是關鍵。抽菸是致癌因素，但不是說尼古丁製造癌，那是給它背了黑鍋了。**

真實的情況是，抽了菸以後，這個煙霧瀰漫在氣管、支氣管，一直到肺泡裡面，然後支氣管裡的「毛刷子」不幹活了，停了。那麼哪種情況最容易得肺癌呢？你偶爾抽一根菸，一天抽一根、兩根，就是幾分鐘時間，那停就停幾分鐘，也沒事兒，它一會兒就恢復了；問題就出在如果有人是一刻不停地抽，他的氣管、支氣管、纖毛（「毛刷子」）都麻痺掉了，都在那兒不幹活。你想，一天吸進去的空氣中有多少有害物質，結果今天堆積著、明天堆積著，總是堆積著，「毛刷子」也不幹活，那它怎麼能夠不出問題呢？

看到這兒，大家可能明白了吧？抽菸並不直接引起肺癌，而是抽菸使得「毛刷子」不幹活了。**如果一天總是不停的抽，一天、一月、一年、三年、幾年地抽下去，「毛刷子」幾年都不好好幹活，那這個肺還能好嗎？**這就是為什麼抽菸的人，尤其是大量抽菸的人肺癌高發，道理就在這裡。

所以，只要肺部的「毛刷子」功能好，還擔心什麼呢？自己的「毛刷子」整天在那兒老老實實、勤勤懇懇的為你服務著，有髒東西，都刷乾淨了，就不用擔心了。

前面提到，細胞要變成癌，都是要一直刺激它，一直叫它不安寧，它忍無可忍了，才「背叛」你，道理在這兒。你要好好地呼吸，盡量讓「毛刷子」幹好活，就不用擔心了。還有一種可能，你不抽菸，但家裡有別人在抽菸，說不定什麼時候你肺裡面那些大大小小的「毛刷子」不幹活了，怎麼辦呢？

我們前面說了，從開始 1 個癌細胞，到癌長大到 1 毫米、再長成 1 釐米，要長幾年。**如果懷疑自己會不會得肺癌，經濟上有條件的，過上兩三年，可以做個 CT 檢查。光靠 X 光檢查不行。**所謂照 X 片子是叫做拍平片，顯示的是一個平面上的影子，從胸部前面的皮膚到骨頭，到血管，到肌肉，到肺，到後背，全部重在一起了，醫生怎麼能看得清楚呢？即使是長個 1 釐米的腫瘤，也是不容易發現的。

CT 檢查是什麼？CT 就是受檢者躺在 CT 機的診查床上，然後機器一層一層地拍照胸部，就像切西瓜。如果只拍一個片子，只能看到西瓜所有的影子都重疊在一起，有幾個西瓜籽數不清。做 CT 就像切西瓜，一層一層檢查，看 CT 檢查的每層是薄是厚了，它可以幾個毫米一層，把肺斷層檢查到幾十層，每一層就看到這一層。就像切西瓜，你切一層，這裡面有幾個瓜籽就可以看得清清楚楚，這個籽多大多小，什麼樣子，有什麼變化，都知道了。

所以，如果有條件，建議大家，尤其是抽菸的人，或者生活周圍環境中空氣污染比較嚴重的人，或者是家裡有抽菸的人，最起碼

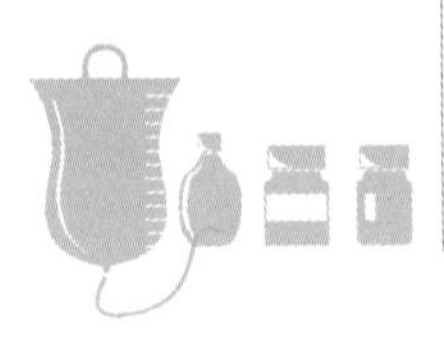

先做一個 CT，看看你的肺怎麼樣了？是乾乾淨淨，就像藍天一樣蔚藍蔚藍的、清清爽爽的？還是以前得過什麼病，留下一些痕跡，都很清楚。

如果體檢，肺上發現有個影子了，也不要慌。我遇到不少病人，雖然得的不是癌，卻當成癌在那兒治，治了半天，什麼辦法也用了，影子還在那兒。最後沒辦法，手術切除，可是切下來一看不是癌，白折騰了。

其實，**在肺裡發現的所有陰影裡面，是癌的還是少數，多數都不是癌**。有人以前得過肺炎，好了以後，肺裡留一個疤，不也有一個影子嗎？肺上還有好多不是癌的，長了一個影子的，比如肺結核。有的人以前得過結核，自己都不知道，肺上留下一些鈣化點在那兒。這都是不知不覺就發生過的事。所以想預防肺癌，有條件可以做一個 CT 檢查，看看肺裡面乾淨不乾淨，有什麼問題。

還有人做 CT 檢查，一看肺上有個實性的東西，這時候首先也不要慌，應該怎麼做呢？過上一個月再說，因為肺上的影子不像肝臟、腎臟、胃上的佔位病灶發展那麼慢，過一個月有什麼變化就能看見了，過一個月再做一次 CT 檢查，看那個影子是長大了，還是縮小了；**如果影子小了，那顯然不是癌，癌不會變小的。**

前面說過，惡性腫瘤是無限制的、不停頓地長大的，它不會一會兒大，一會兒小。如果一看都變小了，就可以放心了。但是如果一直都在，還不放心，怎麼辦？這時候也不用慌，現在辦法很多。醫生對著肺中那個陰影的部位，用一根穿刺針扎進去，然後抽一點細胞出來。抽出來放在顯微鏡下一看，如果針吸出來的細胞是癌細

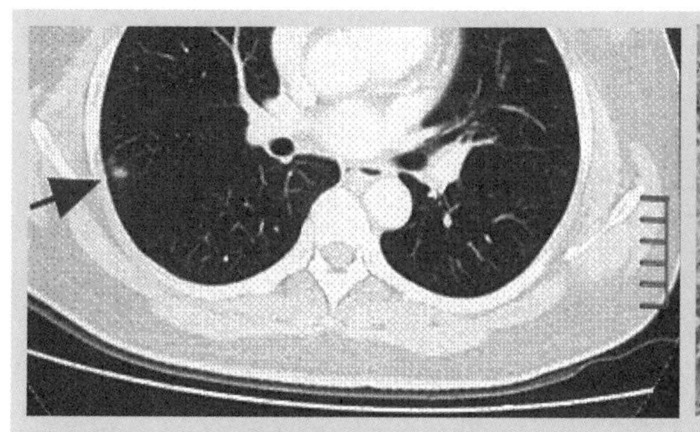

肺周邊 CT 片看到不到 1cm 的微小結節影（箭頭指的白色點狀）。

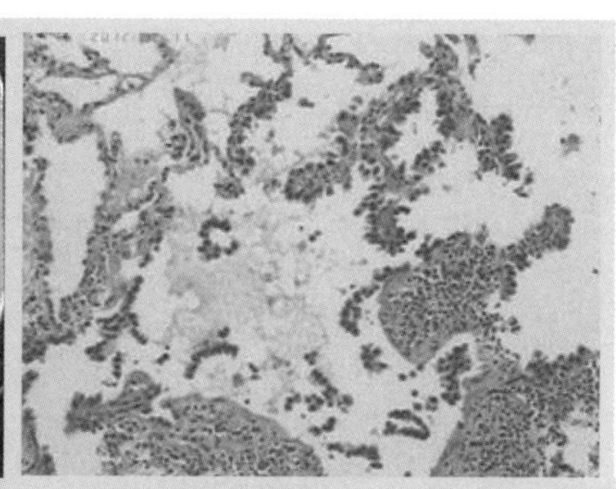

手術切下來病理切片在顯微鏡下證實是肺腺癌。

胞了，這時候就要趕快採取治療措施了。

所以，**如果檢查發現肺上有陰影，要診斷確定它是不是癌，一定要看到癌細胞才行。**醫生給病人拍一個 X 光的平片，做一個 CT 檢查，都是看那個影子。肺部發炎也有陰影，良性腫瘤也是陰影，癌當然也是陰影，都可以留個影子，說明有一個團塊在那兒。所以不要看到肺上有了一個陰影就認為是癌。這是需要反覆向大家強調的。因為在日常工作當中，遇到不是癌當成癌去處理的例子太多太多，折騰半天，勞民傷財，擔驚受怕，實在可惜。

如果真是癌，它有什麼特點？它是不停頓的、一點一點緩慢地長大。做 CT 檢查，跟一個月以前比，長了半釐米了……它也不可能一下長幾釐米。如果一個月長三釐米也不是癌，為什麼呢？前面講了，細胞要 1 個變 2 個，它不會 1 個變 8 個、1 個變 10 個。所以，一夜就長出一個腫塊來不可能的。長得太快的就不是癌，而發炎是可以長得快的。

這樣的話，如果發現 1 個月長了半鳌米，那怎麼辦？到底是癌症，還是不是癌症？那就用穿刺針穿一下，取出一些細胞出來，看看是什麼細胞。如果知道了是什麼癌，下一步怎麼治療，方法也就有了。這就是我們對肺癌的認識 。

在城市，肺癌在逐年增加。尤其是大城市，像北京、上海這樣的大城市，男性比女性更容易出現肺癌。所以我剛才說了，有條件的話要做個 CT。我自己是醫生，研究腫瘤的，我的好朋友中也有得肺癌去世的。當然，我也會想，那我有沒有肺癌風險？所以我也是過兩三年，就做一個胸部 CT，看看我的肺乾淨不乾淨，是像藍天白雲那麼清楚，還是烏雲密佈？這個一看，就能心中有數了。

還有人會問，兩三年做一次 CT，那會吃射線，你不怕嗎？

不怕。為什麼？做一個現在的 64 排 CT，轉一圈就掃 64 層了。那麼一點射線劑量微不足道。你就是不做 CT，你自己每天也會死一大批細胞，比 CT 殺死的細胞要多得多。這個射線劑量很小，可以忽略不計，不用擔心的。

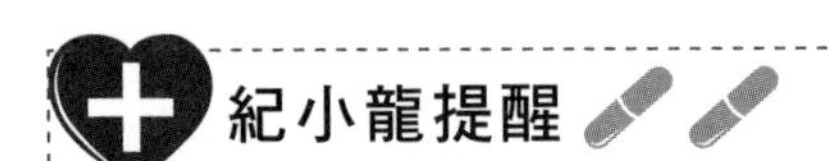

做ＣＴ檢查時會接受少量放射線，但對人體健康影響不大，沒有安全隱患。

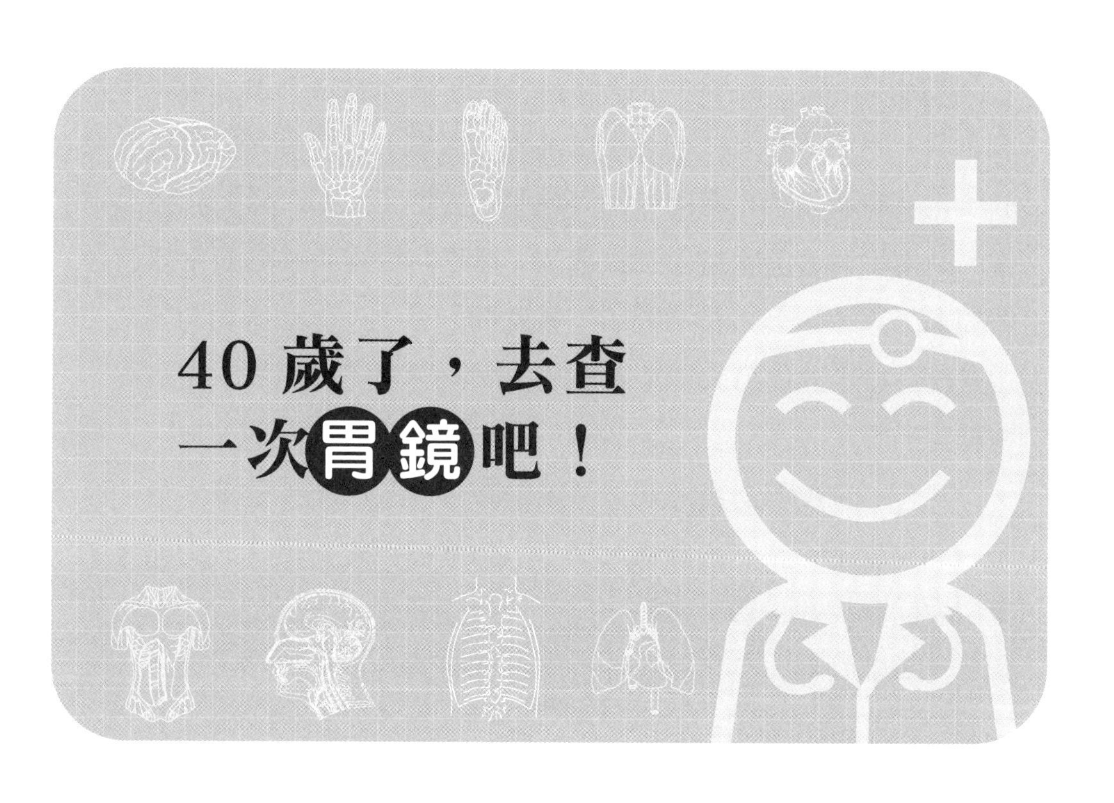

40歲了，去查一次胃鏡吧！

下面我要和讀者說一說如何預防胃癌。

其實，胃癌的發病率也始終居高不下，上個世紀 90 年代以前，**胃癌的發病率一直排在癌症發病率首位，龍頭老大的位置。現在排到第三位了**，因為患肺癌和肝癌的人越來越多。胃癌僅次於肺癌和肝癌，它的後面是食道癌和大腸癌，都是屬於消化系統的癌症。從排行榜看，說明胃癌發病率相當高，不得不防。

說起胃癌，我就想起我的家鄉。我是 1969 年離開了家鄉，開始在北方當兵。那時候當兵不像現在，現在當兵兩年就可以回家看看，我當兵的時候，到第四年才可以第一次探親。

輪到我探親了，心裡非常高興，離家整整四年了嘛！

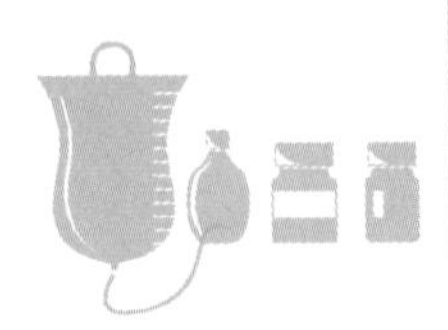

我記得是在一個春天，我回到家鄉探親。回到村上，當然要看看親戚、朋友，和大家在一起東家長西家短，聊聊離家這幾年村裡的變化。聊著聊著，發現村上有幾個人去世了。那時候，我在部隊當的是衛生員，儘管醫學知識很少，但是在村裡我就是衛生知識最多的人了。聽到有人得病死了，我就問一下：「什麼病死的啊？」還有就是誰死了？死了幾個？一問很奇怪，都是胃癌死的。這時候，我就有了很深刻的印象，為什麼村裡那幾個人都是胃癌死的呢？

又過了好幾年，我再回來探親的時候，我已經不是衛生員，而是一名醫生了。我已經讀完大學了，對腫瘤已經有更深的認識了。第二次回到村裡一看，這幾年又死了幾個鄉親。一問是得什麼病死的，沒有別的病，又是胃癌死的。這個時候我就警覺了，知道我們那個村是胃癌的高發區。

探親期間，我在家待著，也沒有多少事，就在村邊上晃悠。有一天，天氣很好，我在村邊晃悠，走著走著，腦子裡總是想著那幾個得胃癌的鄉親們。第一次和第二次回家，加起來去世的人已經有七、八個了，都是胃癌死的。

我一邊走，一邊想著他們的音容笑貌，因為都在一個生產隊，我沒當兵的時候也是農民，天天和他們一起下田幹活，彼此都很熟悉。那時候，村子裡的居民，每家每戶都有一塊自留地，種點菜供自己家人吃的。

我走在自留地的田埂上，走著走著，發現自留地跟我們家自留地挨著的那家人，父母雙雙死於胃癌。我突然發現，那幾個得癌症死去的人，都是我們村上很勤勞的人。那些幹活偷懶的人，相較之下，勞動不那麼起早貪黑的人，不那麼下苦力種田的人，反而活著。

開始，我覺得很奇怪，怎麼都是幹活勤快的人死了呢？

走在種菜的自留地邊上，我想起他們在菜田裡幹活的樣子。他們都是起早貪黑去鼓搗那一小塊菜田。他們的菜和我們家的比，長得又高又大。為什麼長得又高又大呢？因為他們往往是天還沒有亮的時候，就要到村頭裝化肥氨水的氨水池邊，到那兒去淘漏下來的氨水。菜田裡澆了氨水以後，菜就長得又高又綠，與眾不同，產量也高出不少。

這一下啟發了我。因為這時候我已經是醫生了，知道癌是怎麼回事了。大家知道亞硝酸胺可以致癌。我們可以用亞硝酸胺做實驗。往實驗動物小白鼠胃裡面灌氨水，灌了以後沒有等多久，小白鼠胃裡就長癌了。你想過去那個時候的氨水品質都不高，我們村裡用的都是縣裡的小化肥廠生產的氨水，很容易分解。分解後的氨水澆到田裡，全部被吸收到菜裡。那可是致癌物質啊！每天吃的菜裡，含有不少致癌物，那不就長胃癌了嗎？**原來是長期食用的菜裡面有致癌物，能誘發癌症。不是一個月、兩個月，而是幾年下來，胃裡就長癌了。**

我對胃癌的認識就是這麼一個過程。

我當病理科醫生以後，醫院分給我的第一個重要任務是負責檢查那些領導幹部胃鏡檢查後做的病理切片。用顯微鏡檢查切片上的細胞，檢查胃裡的細胞跟癌細胞之間的距離是很遠呢，還是不太遠，或者很近，我們要做出判斷。

如果判斷這個人胃裡的細胞，跟癌細胞相差很遠，他在３年之內就不用再做胃鏡檢查了，也不用擔心他會有胃癌。那麼這位領導幹部在這 3 年內，可以安心地去做他的工作了。

如果我們一看，這個人的胃細胞跟癌細胞很相近了，那麼這個人就要隔半年後再做一次胃鏡檢查，要看他的胃黏膜細胞向癌細胞方向發展了沒有？是向前走，還是往後倒？

在病理科工作了幾年，我逐漸摸出了胃癌發病和進展的規律。這是我在上個世紀 80 年代做的主要工作。記得當時我寫過一篇科普文章，登在中華醫學會的雜誌《健康世界》上，題目就是**〈40 歲了，請你做一次胃鏡吧〉**。

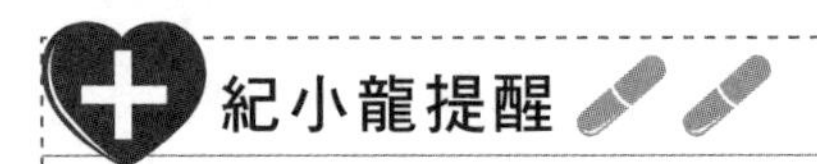

紀小龍提醒

如果您或您的家人超過 40 歲，建議近期去醫院做一次胃鏡檢查，及時觀察胃部細胞變化。如果檢查結果很健康，可以 10 年後再複查。不過，從 50 歲起，應每 5 年檢查一次。

這篇文章刊登出來以後，可把我們醫院胃鏡室的醫生「害」苦了。他們笑著罵我說：「你這小子，沒事寫什麼稿子嘛。」他們為什麼要說我？因為本院的醫生看過我的文章以後，都提高了對胃癌的警覺，紛紛去檢查胃鏡了。因為大夥兒都害怕得上胃癌，這一下子，胃鏡室就忙了。一開始他們開玩笑怪我多事，沒事幹什麼不好，寫什麼科普文章！等到過了一段時間以後，果然在醫院的工作人員中發現了幾名早期胃癌患者。這時候，大夥兒又要感激我了。一位早期發現了胃癌的同事對我說：「就是你讓我去檢查了，一看我的癌那麼早，早期治療效果多好啊！」這位早期發現胃癌的同事，經過 20 多年了，到現在還生活的非常健康。

再說說我自己，因為我從小生活的那個村子是胃癌高發區，我自然擔心，我會不會也得胃癌啊？於是，我在 40 歲的時候，雖然沒有任何胃病的症狀，吃東西並沒有任何不良的感覺，我也到胃鏡室，請醫生給我做一個胃鏡檢查。醫生說：：「你有不舒服嗎？」我說：「我沒有不舒服，我想要看看我的胃。」胃鏡室主任親自給我做胃鏡檢查，放進去一看，胃裡都是好好的。主任說：「你的胃好好的，沒事。」躺在檢查床上，嘴裡含著一根胃鏡，我不能說話，聽主任說我的胃沒事，他就要拔胃鏡的管子了，準備讓我下床。我不能說話，就給他打手勢，告訴胃鏡室的主任，請他把我胃壁的黏膜拽出來一小塊，不然我這個病理科醫生看不見啊！他明白了，他就拽了幾小塊胃壁上的黏膜出來。拽出來以後，我就把它製成了薄薄的病理切片，放到顯微鏡下面認真地檢查。我一看我的胃黏膜，很高興。為什麼要高興？因為我的胃黏膜細胞很正常，什麼事都沒有，細胞的形態一個一個都好好的，比教科書上畫的正常細胞還要正常，所以自己就很放心了，估計今後 10 年不用擔心自己患胃癌。

我是 40 歲檢查的胃鏡，到了 50 歲的時候，我一想，又是 10 年過去了，我的胃會有什麼變化呢？不知道呀！應該再做一次胃鏡看看。於是，我又做了一次胃鏡檢查，然後又製作了病理切片，放到顯微鏡底下看。這時的胃壁細胞跟 10 年前一比，確實有一點變化。細胞不像 10 年前那麼好了，但是與癌的距離還可以說非常遙遠，最起碼 5 年不用擔心。去年，我過了 55 歲生日的時候，又去做了一次

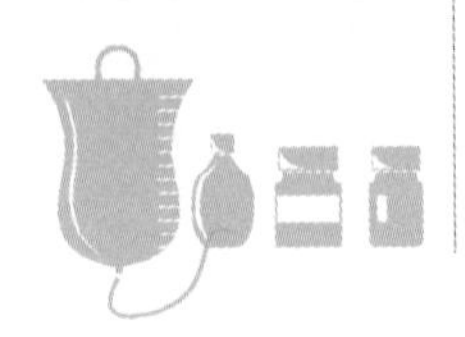

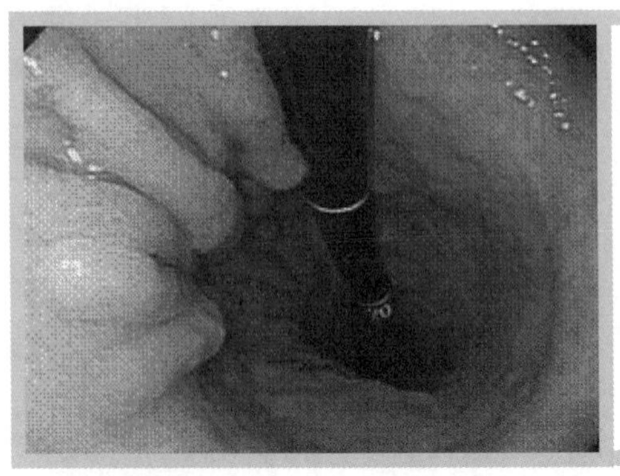

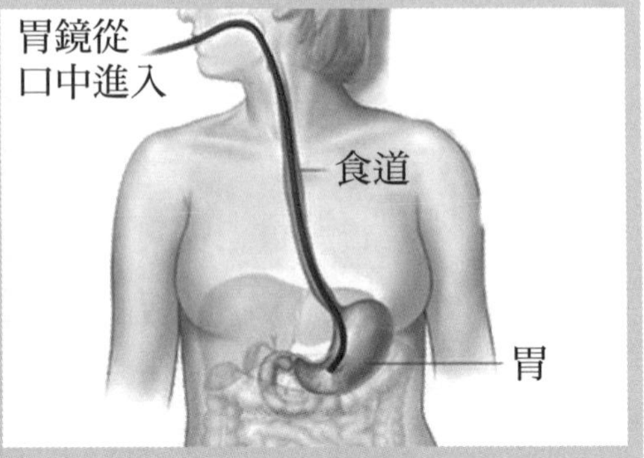

胃鏡檢查。這是我第三次做胃鏡。第三次檢查一看，還沒事，最起碼 5 年不用擔心。

回過頭來，要提醒大家，胃癌沒有任何症狀。如果你的胃不舒服，覺得難受，胃痛，反酸水，飽脹，打嗝，你可能就要懷疑自己的胃要有什麼癌了……這些感覺跟癌沒有任何關係，這是要強調的一點。

為什麼要這樣說呢？我在前面講過，癌細胞是你自己身體裡的細胞變成的。你的身體裡的「安全保衛部門」，就是免疫系統，以為它是自家人，不就是胃裡多長了一團肉，多長了一堆細胞嗎，哪有什麼感覺呢？胃裡長了瘤子，可不像腦子裡長了腫瘤，腦子長了腫瘤以後會引起頭痛；肝臟長了腫瘤以後，包在肝臟外面一層膜要脹得發痛。一般人不會見過人的胃是什麼樣子，但是豬的胃，也就是「豬肚子」總會見過吧？胃壁就是一層肉，胃裡是空的。如果長了一個瘤子，長一塊肉在胃裡面，即使長成一個拳頭大小，也沒有什麼感覺。胃裡有這個空間，足夠它生長。

我的一些朋友給我打電話：「老紀，我胃痛一個禮拜了，痛得受不了啦，我是不是長胃癌了？」我一聽，就知道不是胃癌。**胃癌不痛的，剛才已經說了，癌是自己身體的細胞，它怎麼會痛呢？**人的這個胃，你用刀子割一下也不痛的。所以我一聽，就認為不是癌了。

這麼說吧，千萬不要以為，我的胃沒有任何感覺，我沒有癌，這個觀點是錯的；也不要以為，我的胃一直不舒服，我可能得癌了。**簡單地說，胃越是不舒服，越不是癌。**得了胃癌一般不會產生什麼不舒服的感覺。除非胃癌的瘤子長的太大了，把你胃的入口或者出口都給堵住了，那當然有感覺了。所以不要以為有感覺、有症狀、有不舒服，就會是癌；也不要以為什麼感覺都沒有，就沒有癌，這些都不正確。

正確的就是像我說的，有條件就做一次胃鏡，看看自己的胃裡面是什麼狀態，判斷一下跟癌之間是遠，還是近。

有人說，檢查胃鏡好不舒服啊！其實，胃鏡插下去，就是一個管子放在你的咽部的感覺，就像你有時候吃東西沒有嚼爛嚥下去的那種感覺，一般人都能忍受的，不要為這麼一點不舒服而不去做胃鏡。現在有條件的醫院，還可以使用麻醉劑，讓受檢查的人什麼感覺都沒有。醫生給你從血管上扎一針，滴一點麻醉藥進去，你就睡一小覺。只用幾分鐘，你在睡覺當中就做完了胃鏡檢查，什麼感覺都沒有。現在不少人體檢，基本上都是用這種麻醉的方法，不痛的，沒有任何感覺就檢

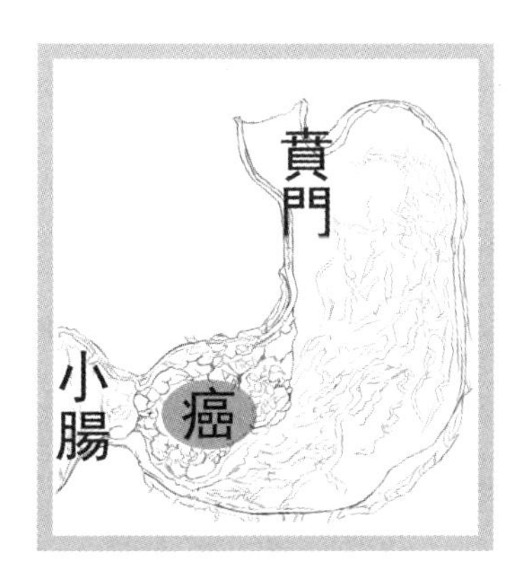

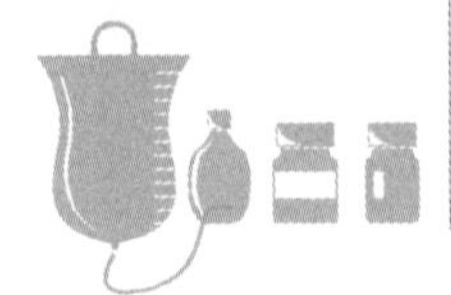

查完了。

胃鏡檢查做完了，到底你的胃跟癌有沒有關係，心裡也就明白了。你越是糊糊塗塗的，越是麻煩。

大家也許聽說過，胃癌不是一天兩天、一個月兩個月就能長出來的，要有個過程，一般需要好幾年。在胃癌沒有長成之前，會有表現嗎？我說了，我當醫生以後，首先研究的課題就是這個，胃的細胞在沒有發展成癌細胞之前，是有徵象的。這個徵象是什麼？我簡單提一下。

大家可能聽說過，有一種病，醫學名詞叫「萎縮性胃炎」，慢性萎縮性胃炎。慢性胃炎分很多種，其中一種叫萎縮性，什麼意思呢？打個比方，你就知道了。

我們說，正常的胃裡要產生胃液，用來消化你吃進去的食物。如果你的胃裡該產生胃液的細胞都萎縮掉了，會有什麼後果呢？你每天要吃飯，不可能不吃飯啊，不管吃多少食物，最後都要進到胃裡去。如果你的胃裡產生胃液的細胞，相當是 10 個人在幹活，現在胃的細胞萎縮了，有 7/10 的胃壁萎縮了，沒有萎縮的正常細胞相當只剩下 3 個人在幹活，這個時候剩下的 3 個人要使勁幹活，才能消化你的食物，它們的負擔就加重了。

我們前面講腫瘤的時候已經講過了，只要給它加重負擔，它就一個勁地幹，不怕勞累、不停不歇地幹活，對它就是一種強烈的刺激，最後它實在忍受不了，就要反抗，就要選擇，就要長癌。這就是萎縮性胃炎為什麼跟胃癌有關係的道理。

但是，你也**不要一聽「慢性萎縮性胃炎」幾個字，就以為自己**

得胃癌了。從萎縮性胃炎發展到胃癌，最起碼要5年到10年的時間，還有一段漫長的時間。如果你有條件，發現萎縮性胃炎了，就要過一兩年再做一個胃鏡檢查。看看那個「萎縮」是往壞的方向發展了，還是停止步不前，仍然是老樣子。甚至有的細胞還可以退回來，從不正常退回成正常細胞。這還是要靠胃鏡來解決了。

還有一個醫學名詞叫「腸上皮化生」，簡稱「腸化」，腸的變化就叫腸化。什麼是腸化呢？

我們知道，正常胃裡的細胞，都是胃的細胞，那是正常的。如果胃的細胞都損壞了，胃的細胞剩不了幾個了，胃裡的細胞讓腸子的細胞取代了，這就叫「腸上皮化生」。

同樣的道理，腸上皮化生的程度和胃癌是有關係的，當然這個也要做胃鏡以後，取下一小塊胃壁進行切片檢查，看看胃裡的細胞是不是讓腸子的細胞佔據了，變成腸子的細胞了。只有透過這樣的檢查，才能知道正常的胃跟胃癌之間，相距是很遠，還是很近。要不然，你只是說「我不舒服」、「我有感覺」或者「沒有感覺」，這是跟癌一概沒有關係，都不準確。

紀小龍提醒

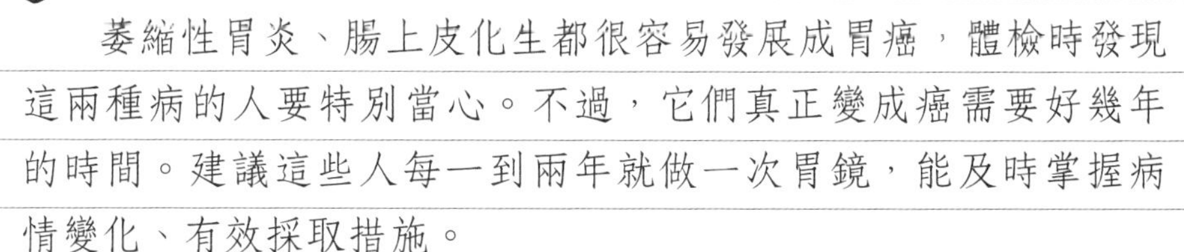

萎縮性胃炎、腸上皮化生都很容易發展成胃癌，體檢時發現這兩種病的人要特別當心。不過，它們真正變成癌需要好幾年的時間。建議這些人每一到兩年就做一次胃鏡，能及時掌握病情變化、有效採取措施。

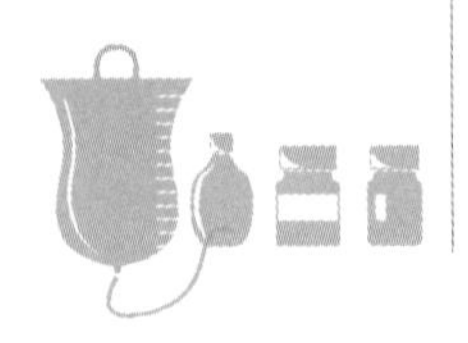

上面就是我要說的，對胃癌的基本認識。所以如果有條件，最好能夠做一次胃鏡檢查，不管結果怎麼樣，先做一次檢查，看看自己的胃怎麼樣了，然後再決定下一步到底怎麼辦。

在這裡，我還要提醒大家：慢性胃炎在人群當中很普遍，你千萬不要有了慢性胃炎就在那兒瞎操心，吃不好飯，睡不好覺，沒有那個必要。你如果不放心自己的病，也去做個胃鏡檢查，看看你的胃炎到哪一步了，你也就知道了路有多長，該怎麼走。千萬不要還沒有做檢查，自己就在那兒擔心，這是不必要的。

慢性胃炎在我們普通人中太常見了。為什麼常見？你想，你一天要吃幾碗飯？如果我們一餐吃一碗，按容量是 500 毫升，一天 3 次就是 1500 毫升。每天要吃這麼多食物，你想想，幾十年下來，吃進去的食物有多少噸啊？這麼多的食物進到了你的胃裡，胃就是一層皮啊，薄薄的像肉皮一樣。幾十年中，胃要消化多少噸的食物，堆起來像小山一樣。你想，胃這麼累，這麼忙，得一點慢性的胃炎、胃病是很容易的，誰都躲不掉，很難避免。

但是，這些並不可怕，只要不長癌就沒有大事。你的胃不舒服了，你就少吃一點嘛，少吃一點沒有什麼。你可能會擔心，我少吃了，身體是不是會受損害？告訴大家一個最簡單的辦法，可以知道身體有沒有受損害。辦法就是秤一下體重，你的體重如果還是原來那麼多，說明你吃這一點就夠了，它已經保持身體攝入和排出的平衡；如果不夠，體重一定會降下來的。這是一個最簡單的辦法，可以判斷你吃多少才合適的方法！

有的人說，我最喜歡吃辣的，每餐都要吃辣的，吃了一輩子了，

會不會引起胃的毛病啊？回答是：不會的。過去曾經有人做過實驗，做什麼實驗呢？專門把辣椒裡的辣椒素提取出來，加進培養細胞的營養液中去，看它有什麼影響。實驗結果出來了，什麼影響也沒有，那些細胞好好的。辣或者不辣，只是個人口味的感覺。到了胃裡，胃可不會感覺到辣不辣。辣也好，不辣也好，它都是按照自己消化的方式進行，所以不用擔心辣會對胃有什麼刺激，沒有問題。

也有的人說：「你不是講胃癌嗎？我們這個地方胃癌高發，我們把胃切掉，不就可以不得胃癌了，不用擔心了嗎？」

現在想各種點子的人都有。特別是像減肥的人，怕吃得多，乾脆把胃切掉，把腸子切掉……為了減肥，有人設想，在腸子裡面養一堆寄生蟲，讓牠們把食物營養都吃光，然後達到減肥的目的……什麼方法都有，這個世界無奇不有。

所以有的人說，我把胃切掉，看癌症往哪兒長？其實，仍然還會長癌。為什麼啊？本來食物是從食道進到胃的。如果胃切除以後，食物往哪裡走？總不能直接到腸子吧！於是只好把食道和腸子接在一起。食物不能跑到別的臟器去，把食道和腸子接在一起了，腸子就代替了胃。一般是半年以上，一兩年以後，那一段腸子就跟胃一樣了，就代替胃了。就像你找一個人來幹這個活，一開始他不熟悉，幹的時間長了，他對這個工作崗位漸漸熟悉了。腸子也一樣，把胃切掉，剩下的腸子，或者切掉的地方都可以生癌。**長不長癌，主要取決於我們前面講的，你吃進去的食物裡面，是不是含有致癌的物質，這是關鍵。**當然，也不是吃一次、兩次，這個致癌的物質就會促成癌症生長出來。致癌因素是要長期刺激，幾年以上的刺激，反

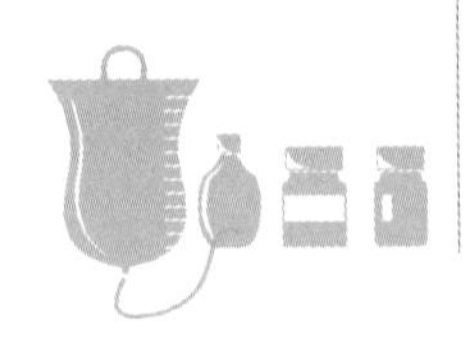

覆地去刺激它，毒害它，它才能長癌。這個是我們要想到的，要正確對待的。

有的人問我：我的胃不好，平時感覺還行，胃病一犯起來就是十天、半個月，我經常犯胃病，是不是我長癌的機會就多呢？回答是:「不。」

為什麼是「不」呢？前面講了，胃癌的發生是有前提的，剛才說胃黏膜的細胞要有萎縮、腸化，要有增生，這些是前提。如果沒有前提，你只是慢性胃病急性發作，這個人群當中經常會遇到的。胃病又犯了，犯幾次反而是好事。

為什麼是好事呢？所謂胃病犯了，就是原來是慢性的炎症，胃病犯了，突然由慢性胃炎變成急性胃炎了。急性胃炎發作的時候，胃黏膜上的細胞要死一批，然後新的、正常的細胞要長出來代替它。一般胃病犯一次，一週到 10 天就好了。為什麼一個禮拜到 10 天就好了呢？新的細胞長上來，代替原來的，這個時間是 7 到 10 天。

這就提醒大家，特別是我看到有一些胃病患者上當，覺得實在是太可惜了。有些醫生，我指的是專門騙錢的那些醫生，他們騙人很有辦法，比如說，他們打個旗號宣傳：「我這個藥是專治胃病的特效藥，效果是怎麼怎麼好……扁鵲重生，華陀再世。」病人不懂啊，看他的宣傳又是「名醫」，又有一堆傲人的頭銜，往往容易輕信。

病人原來有慢性胃炎，最近由於心情不好，或者過度勞累，或者飲食不好，胃病又犯了。開始兩三天、三四天，還可以忍著，可是不能總是這麼忍著吧？一看那個地方是個專門治胃病的專家，他就掛了號去看了。這個專家就問病人：：「你哪邊不舒服？」病人說：「我有胃病，十幾年了，最近又犯了，已經好幾天了，一直不好……」這個專家一聽，心想，再過幾天，你的胃病就要好了。但是，他就是不告訴病人真實情況。反而欺騙病人，說：「好，我們這兒專治胃病的藥，回去吃，三天以後就一定會好的。」你看，病人的胃病已經犯了三、四天了，去看病，醫生說這個藥吃三天就一定會好。於是，病人就花了一大堆錢，買了「名醫」的「特效藥」回去吃。吃一天還沒有效果，兩天也不怎麼樣，到第三天果然覺得好多了，第四天就沒事了。他就把那位「名醫」和他的「特效藥」佩服的五體投地，說這個醫生怎麼怎麼高明，這個專家果然是有經驗。「你看，他說三天好了，我就真的好了。」實際上怎麼樣呢？我剛才說了，胃病每發作一次，也就是 7 天到 10 天，新的細胞長上來代替老的細胞，他就又恢復到正常了，果然幾天以後就好了。這個醫生只是抓住了規律，病人還以為是這個藥如何奇妙呢！

胃病很常見，胃病發作也很常見。但是這跟癌沒有直接關係。胃癌的發生，是因為食物裡面的致癌因子一直存在，幾年以後才有可能變成癌症，怎麼辦呢？**最好的預防措施就是要做胃鏡檢查，同時做一個病理切片檢查**，看看你的胃黏膜細胞距離癌症是遙遠，還是不太遠，還是很近，然後才知道下一步該怎麼辦。

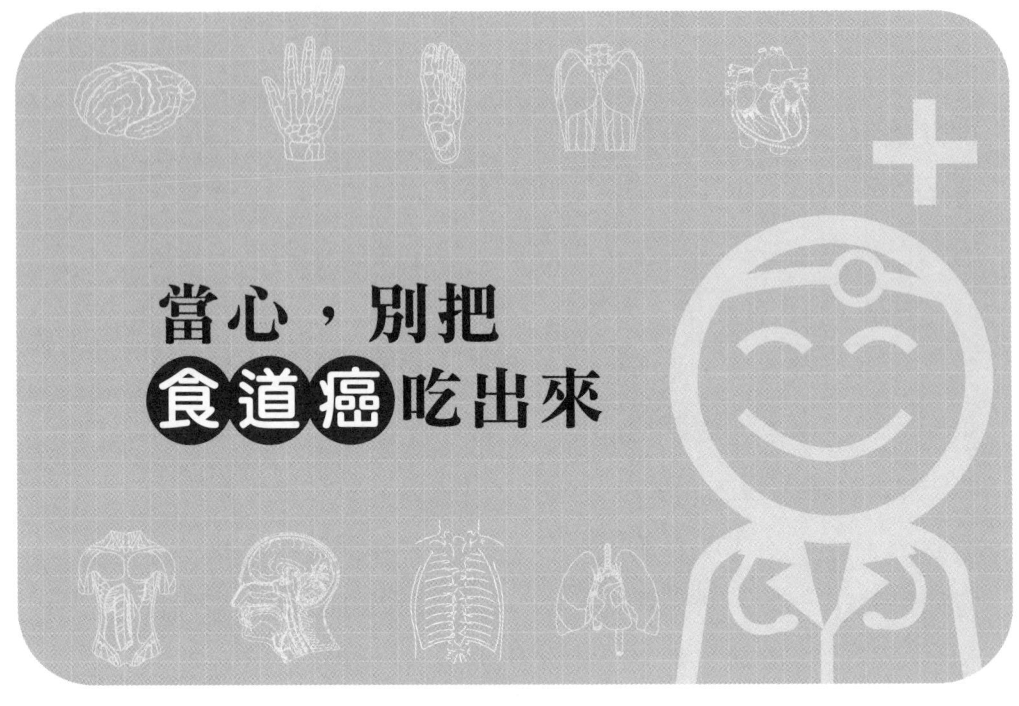

這一章和讀者談談如何預防食道癌。

有個地方很奇特，就是河南的林州市（過去稱林縣），也就是著名的紅旗渠所在那個市，當地的男性只要到了四、五十歲，不得食道癌的非常少。我在醫院裡門診時經常會遇到，凡是從河南來看病的病人，絕大多數都是林縣的。我一開始也理解不了，這地方也沒什麼特殊的，為什麼偏偏得食道癌就這麼多，這些人究竟是怎麼得的病？

為此，中國醫學科學院還專門派人到河南林縣做調查，研究當地人的食道癌究竟怎麼得的。沒多久，研究結果就出來了，說是當地人喜歡吃酸菜，而酸菜裡都長黴了，才導致當地人食道癌高發。

我看了，覺得很不好理解，食道又不像胃，要讓食物在裡面待上幾小時，食道只是個通道，讓食物從裡面透過一下就行了，怎麼就會長癌呢？按照道理不應該啊！

食道那個地方，食物過一下就去胃裡了，它是不會停留的，難道走一下，就會留下長癌的因子嗎？這也是不可能的，正常情況下，食道裡面都是乾乾淨淨，什麼東西也沒有，你吃完飯了，只要不繼續往食道裡嚥東西，食道裡就是保持清潔的，沒有致癌的機會。怎麼能說酸菜裡長的黴菌在食道裡發霉呢？這完全不符合常理，所以我認為食道癌和酸菜裡的黴菌關係不大。

結果身邊另一件事引起了我的注意。前面我在一開始時說過，我的國中同學也得食道癌了。他當時在學校裡很優秀，各方面我都仰著頭看他，是我的榜樣，結果卻查出了食道癌。而且等到發現食道癌的時候，癌細胞已經跑到食道外面了，再怎麼治也沒有辦法了，最後堅持了兩年還是離去了。

我們上國中時三年都是住校的，我很瞭解他的一些生活習慣。再分析這麼多年我們村裡的情況，以及後來河南林縣調查的結果，我想到有一個因素很可能是跟食道癌有關的，那就是吃的食物太燙。人體的正常溫度一般在攝氏 36 度到攝氏 37 度。平時我們到澡堂去洗澡，水溫在三十八、九度左右是最合適的，溫度再往上就嫌燙了。而我們平時吃的食物，尤其是液體的，比如稀粥和湯，溫度通常都很高，大約五六十度，高一點的要到七、八十度。人的食道今天燙傷一下，明天燙傷一下，總是被反覆燙傷。食道被燙傷的時候，食道壁上的細胞就會大批死亡，今天死，明天死，死了還要立即補充

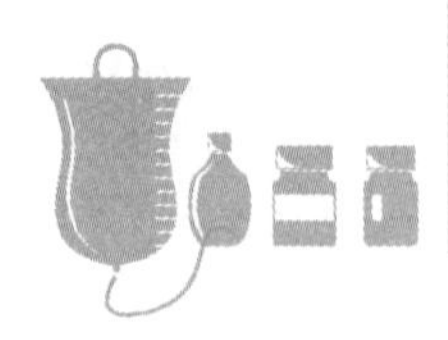

新細胞，就像打仗一樣要補充新兵。但是假如新細胞來不及長好，濫竽充數的被推出去繼續反覆燙傷，就會形成食道癌。所以希望人們盡快改變進食太燙的習慣，飲食一定要溫和一點的，不要引起食道的燙傷，這是我最想提醒大家的。

食道，很多人都知道。我們喝一口水，或者吃一口飯，食物和水從嘴巴往下走最後流到胃裡，中間會有一條通道，這個通道就叫做食道。一般有 40 釐米長，大約是 4 個拳頭連起來的長度。由於食道和胃是緊密連接在一起，所以在食道下端，靠近胃的地方，就是我們常說的賁門。

賁門長癌，有人叫它食道癌，食道下端的癌，也有人說這是胃癌，其實都沒錯。在賁門這個地方往上就到食道，往下就到胃，這是連在一起的，而賁門這個地方是癌最容易長的部位。

食道的管道可不是一樣粗細的，在與賁門連的地方，要比其他部分細一些。每當我們咽下一口食物，快要進胃了，賁門就會打開，把食物放進去後再閉上。賁門是不能一直開著的，否則就會反酸。食道是中性的，而腸子裡面是鹼性的，只有胃裡是酸性的，胃液的酸度比醋還要酸。

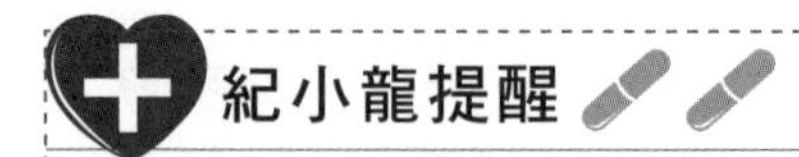

長期吃過燙的食物，對食道的傷害十分嚴重，很容易引發食道癌，因此日常飲食的溫度不宜太高。

大家都有打嗝反酸的體會，胃裡之所以酸是為了消化食物，如果賁門口一直不關上，胃裡面的食物和胃液就會倒流。反流的胃液就像醋一樣酸，在食道裡像刷池子的清潔液在那兒涮，每天刺激食道。所以在賁門這個位置上，是容易出現癌的地方。

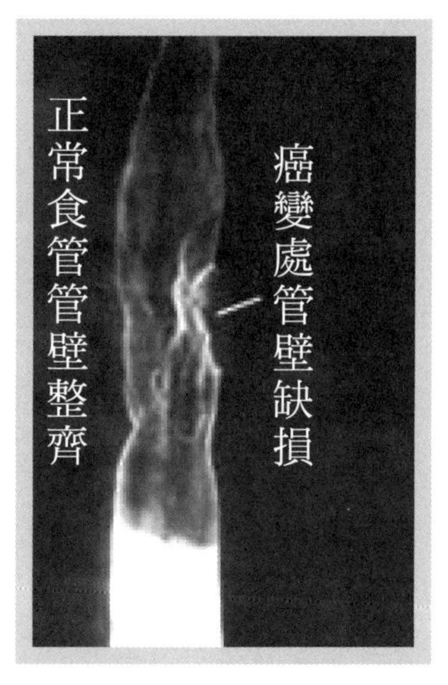

這裡還要給大家介紹一個自測是否有食道癌的小經驗：食道是一個管子，食物會從裡面透過。如果是液體的，像喝水，很快就過去了；如果是乾的食物，比如饅頭，我們吃的時候不要使勁把它嚼爛。在饅頭還剩一小塊的時候，要整塊一口嚥下去。這樣乾饅頭塊透過食道時會很艱難，要一點一點的慢慢透過。一般情況下，健康的食道內壁都是光滑的。如果食道裡面長癌了，就會變得粗糙，把饅頭給卡住。這是一個很簡單、可行的方法。如果覺得在某一個位置堵的時間超過一分鐘、兩分鐘，然後再過去了，這時候就要到醫院去看看了。

所以，想要預防食道癌，第一個，千萬不要吃太燙的食物；第二個，每過一兩個月，就要自己有意識地吃一塊乾饅頭，測試乾饅頭透過食道的時候順利不順利，要不然就去做食道鏡。當然也可以用乾米飯代替乾饅頭。同樣，吃的時候不要使勁嚼爛了，故意讓它乾的嚥下去，如果米飯在的哪個地方停的時間長了，這時候我們就要想到裡面是不是粗糙了，或者已經長出東西來了。

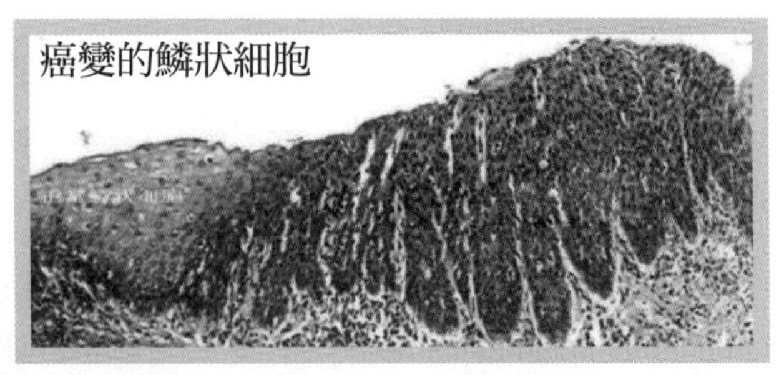
癌變的鱗狀細胞

食道癌只要發現的早，都是可治好的，不用擔心。但如果癌細胞長出太多，把食道穿破了，長到食道外面，這個時候再怎麼治也沒用了。我們要自己有意識地做乾饅頭實驗，看它到底透過食道的時候通暢不通暢，尤其是賁門。賁門正常情況下是關著的，如果總是有反流現象，連續反酸好幾年了，這個賁門就十分危險。幾年都在酸的作用下，做胃鏡的時候，就可以看到那個地方一片糜爛，爛糟糟的。這就是反流性食道病。

食道的檢查與檢查胃相比要簡單一點。如果不喜歡做食道鏡，還可以吞一個鋇餐，學名叫硫酸鋇，是一種對人體沒有害的化學物質。它到胃裡到腸子裡不分解的，吃什麼拉什麼。它是白色的粉末，吃進去就能看到食道是順暢還是不順暢，在哪個地方不順暢了。所以這個方法很簡單。

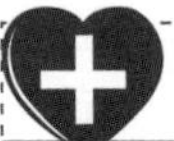

紀小龍提醒

預防食道癌絕招：吞乾饅頭塊，鋇餐檢查。

檢查對象：1. 居住在食道癌高發地區的人；2. 胃裡經常反酸水的人。

檢查內容：食道是否平滑順暢。

檢查頻率：1 ～ 2 月 / 次。

住在食道癌發病率高的村子或者地區的居民，不時地試驗一下你的食道吞嚥食物時，透過的順暢不順暢。不順的話到醫院吞一口硫酸鋇檢查一下。在 X 光機下，請醫生瞭解你的食道，鋇劑透過的好不好，透過的情況怎麼樣，這是很簡單的。

再說一說食道鏡的問題。食道鏡和胃鏡一樣，都是從咽部插進去。食道鏡一旦插進咽喉，伸到食道裡，整個食道就能看得清清楚楚了。那裡面光滑不光滑，粗糙到什麼程度，是由於隨著年齡的變化開始粗糙了？還是另外有東西長出來了？看得都很清楚。

這裡為什麼要特別提到年齡變化呢？因為我在醫院裡看到過很多人的食道。年輕人的食道就像蘋果一樣，又嫩又光。到了我這個年齡，食道就開始粗糙，不那麼光溜了。打個比方，就像樹一樣，小樹的樹枝樹皮都是光滑的，而老樹的樹皮又粗糙又裂口。所以有經驗的醫生一看食道，就能判斷出這是年齡變化造成的，而不是食道裡長東西了。這是對食道的認識。

在日常的生活當中，大家還有一個容易引起緊張的問題，就是打嗝，我們醫學上稱為膈肌痙攣。如果只是打幾下，好了就沒有問題，但是也有人打嗝會打個不停。

打嗝首先影響的是什麼？睡不好覺，晚上該睡覺的時候，病人一會兒打一下，一會兒又打一下，痛苦得很。這也是賁門長毛病的一個症狀，因為它刺激了膈肌，肌肉一收縮，就會打個嗝，如此反覆，就會不停地打嗝。如果是反覆打嗝，今天打了，明天又來了，後天又來了，總是出現，這一定是賁門那個地方出問題了，在不停地刺激膈肌。所以在這裡要提醒大夥，遇到這種情況是要做一個檢查的，

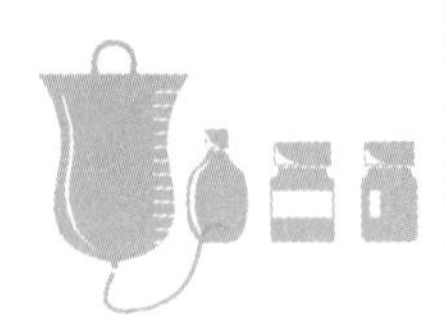

千萬不要以為只是一個打嗝，沒什麼大不了，過幾天就會好的。

還要提醒大家的是，賁門是消化道中食道與胃交界的地方，是容易出毛病的地方。同時這個地方出的毛病還經常被誤認為癌。平時賁門的口是閉住的，胃裡的酸上不去。但如果賁門口閉不住，胃酸總是往上反，反覆灼燒食道的下端，今天燒一下，明天燒一下，時間久了就會被燒得爛糟糟的。做胃鏡檢查的時候，醫生一看那爛糟糟的樣子，像癌一樣，就說這個病人長癌了。然後再拽一塊下來，做病理檢查，檢查完了還認為是癌。我再拿過來看過那個細胞，一個一個長得形狀鬆鬆的。實際上是胃酸長期刺激，把細胞刺激得長大了，所以看起來像癌，但實際上並不是。

我在工作中發現這樣的現象還不少見。原本不是癌，就是被胃酸燒的，把細胞燒大了，就容易當成癌的。所以我想，**如果某家醫院說你的賁門長癌了，你一定要小心，這裡有誤診的可能， 應該再到另一家醫院去證實一下。**

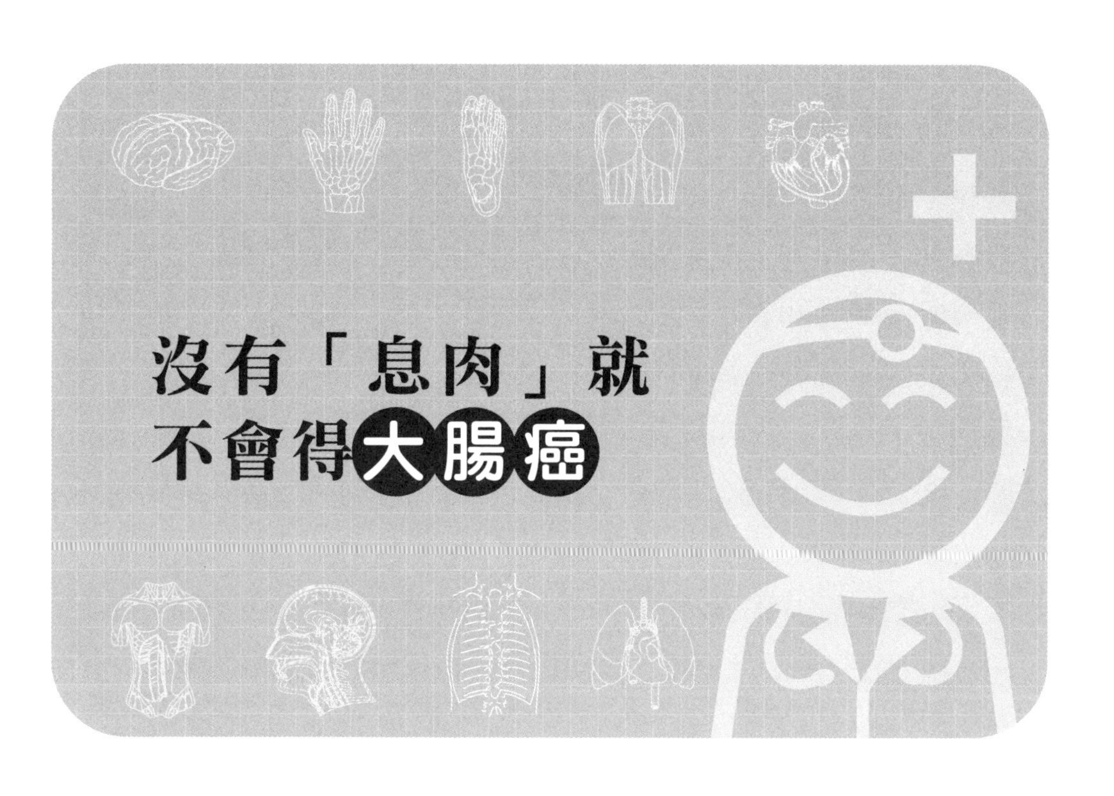

人體的腸子有十二指腸、小腸、盲腸、大腸、直腸等名稱，其實總的來說分為小腸與大腸兩部分。由於小腸癌太少見，所以，**平常說到腸癌就是指大腸癌。**

食物從嘴巴進去，最後從肛門排出體外，經過食道、胃，然後往下面走到小腸，再從小腸進入大腸，最後到肛門。

食物在口腔中咀嚼，由食道透過，到胃裡消化，再到小腸吸收營養，然後由大腸臨時儲存廢物渣滓，最後定期排出體外。實際上大腸無時無刻都「忍受著」廢料毒物的「薰陶」，起著垃圾儲存袋的作用。由此可見，大腸的毛病超過小腸就可以理解了。

大腸的起始部是個盲端，沒有通路，叫盲腸。在盲腸內側有一

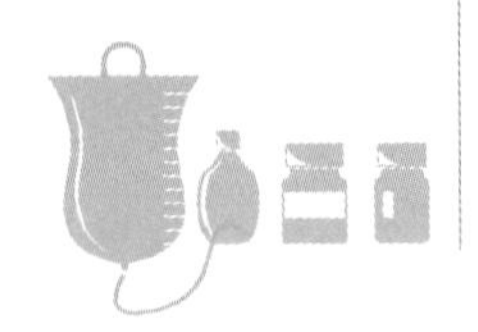

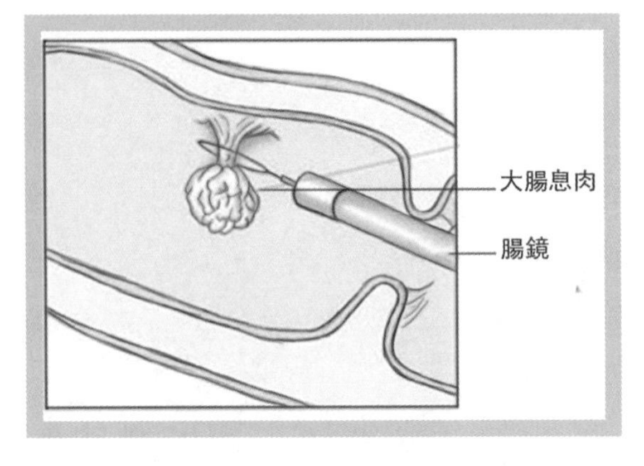

個小小的尾巴，叫闌尾。接著往上走的部分叫做升結腸。中間像橫樑一樣，橫在肚子的中間，叫橫結腸。上面是肝和胃。當橫結腸走到左側脾臟的地方拐彎往下走了，就叫降結腸。最後到了快要出口之前有這麼十幾公分，直管向下，叫直腸。一共有 1.5 米長。

一般正常人應該是 24 小時左右大腸排便一次，主要看個人排便的習慣而定。理論上來說，糞便在大腸裡停留的時間越短越好，有毒物質對大腸傷害越小越好。

常言道：水滴石穿。**大腸內面的黏膜長期在糞便的毒害下最容易出現的毛病叫「息肉」，就是在大腸裡面長出一個個小肉糾糾。**

正常腸子裡面你進去看都是光的、平的，或自然的彎曲，不會多出來一塊。如果在本來光光的腸子裡面鼓出來一塊，墜下來，這就叫息肉。

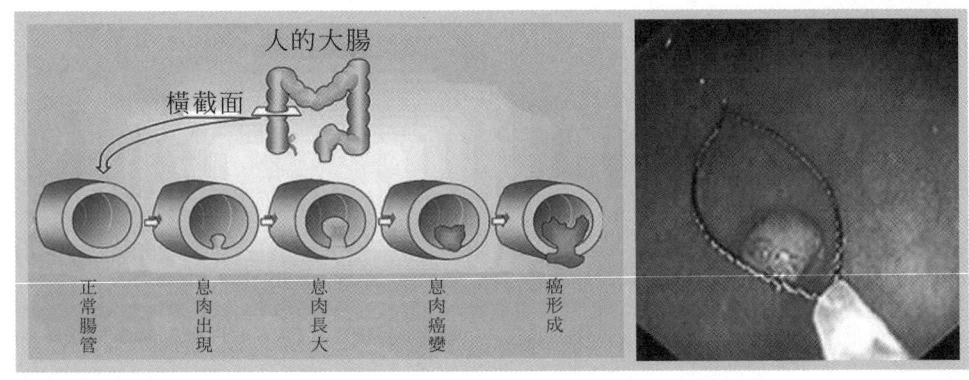

息肉本身不用怕，它們絕大多數都是良性的。炎症性和腺瘤性，都屬於良性。如果不做腸鏡檢查，大腸裡面有了息肉，你也不知道的。少數息肉可能引發排便問題，或者便秘，或者腹瀉。多數息肉沒有症狀，只是不知不覺的發生並逐漸由小長大起來。一般來說，五十歲之前也會有，但是少見。**多數人五十歲以後多多少少會有息肉出來了。**如果有條件，五十歲以後做一個腸鏡檢查，看看裡面有沒有長息肉，如果長了一個疙瘩，在腸鏡下把它一拽就拽掉了。

一旦腸鏡下看到了息肉，一定要摘除它，如果有息肉不摘除，讓它長下去，終究有一天有可能會發展成大腸癌。就目前對大腸癌的認識，**幾乎所有的大腸癌都是從息肉發展而來的，只是時間長短而已。**

如果腸鏡檢查時看到你的大腸裡面光溜溜的，表現為「鮮嫩」狀，那麼五年內你不用擔心會發生大腸癌。因為大腸癌先要有息肉，長出一塊息肉是需要時間的，至少一、兩年。等息肉長大再發展成癌又需要幾年時間，所以基本上要五年左右。

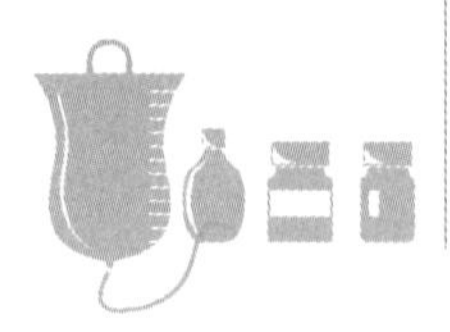

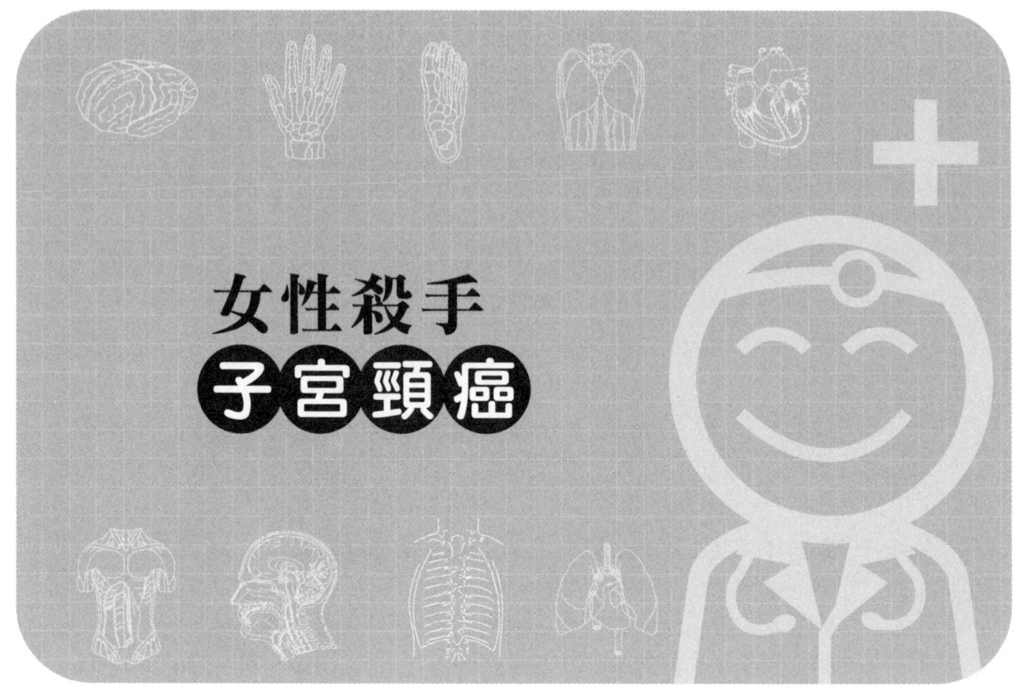

2010 年的 1 月 1 日，對於臺灣歌手蕭亞軒來說卻是悲痛的一天。一月一日上午 11 點 16 分，她的媽媽因子宮頸癌化療期間因感冒引發肺部病變，最後因內出血長辭人世。

2002 年 10 月 20 日，中國著名演員李媛媛②，撇下了她一歲的兒子和她的粉絲，因子宮頸癌在北京病逝，年僅 41 歲。據說，她在《寶寶日記》上無限遺憾地寫道：「媽媽對不起你！媽媽要走了！」

2003 年 12 月 30 日，馳名華人世界的香港著名藝人梅豔芳在香港養和醫院，因子宮頸癌引發肺功能失調病逝，終年 40 歲。

2009 年 3 月 22 日，英國著名「真人秀」主持人傑德· 古迪患子宮頸癌在家中安靜離世，享年 27 歲……

奪走她們生命的是同一個病魔：子宮頸癌！

您想過嗎，為什麼都是子宮頸癌？女性中，有哪些特點的人面對更高的子宮頸癌風險？

還有的人說，子宮肌瘤、子宮頸糜爛如果不治療，最後都會變成子宮頸癌。這些說法都是真的嗎？

要想明白這些問題，先來說一個和子宮頸癌有關的，而且是我自己的親身經歷。我從年輕醫生到現在，在醫院裡幹了 30 多年了。這些年裡，我對子宮頸癌的認識可以說是經歷了很戲劇性的變化。

還是 1986 年的時候，我剛當醫生不久，第一次去美國進修。到了美國以後，我的任務就是跟美國的醫生在一起，每天專門看從病人身上取下來的那些標本中有沒有癌。那時候我們周圍還很少能遇到子宮頸癌患者。而且我是剛去美國，對子宮頸癌又不熟悉，看到一個取樣後，我說：「這是子宮頸癌了吧？」可是美國醫生卻說：「這個不是。」我奇怪了，心想，細胞都這麼兇了，這麼大了！他怎麼還說不是？更奇怪的是，第二天又遇到了相同的病例。我很有信心：「這個細胞都這麼奇形怪狀了，總該是子宮頸癌了吧？」可是，美國的醫生還說不是，他說：「說明你還不明白。」

這下輪到我吃驚了：在中國，這樣的細胞早就被診斷為子宮頸癌了，為什麼美國人說這個不是癌呢？如果這個不是癌，又是什麼呢？

---

② 李媛媛，出生於 1961 年 6 月，曾被譽為中國最漂亮的女演員。2001 年，正在與子宮頸癌不懈抗爭的李媛媛還摘得了金鷹獎觀眾喜愛的演員獎。雖經多方努力，仍含憾醫治無效，於 2002 年 10 月 20 日 19 時 40 分在北京病逝，終年 41 歲。

美國醫生就給我做了解釋：這是一種病毒感染。這種病毒跑到細胞裡面去，會把細胞變得像癌細胞一樣。那麼這個是什麼病毒呢？後來經過進一步瞭解才知道：**這叫 HPV（HPV 是英文縮寫：H－ 人；P－ 乳頭狀瘤；V－ 病毒），我們國內稱之為「人乳頭狀瘤病毒」。**就是這麼一個 HPV 病毒跑到細胞裡面去，讓子宮頸細胞一下子變得奇形怪狀，看上去就像癌一樣。這下讓我大開眼界：**HPV 感染子宮頸，可以導致子宮頸細胞變得像癌細胞一樣。**

從美國回來以後，過了大概一兩年，到了上個世紀 90 年代的時候，我在我們醫院的病人的子宮頸切片中，發現了曾經在美國見過的 HPV——人乳頭狀瘤病毒感染的細胞。怎麼中國也開始見到了？於是我很興奮地告訴同事們：「這就是美國人常說的 HPV，感染子宮頸的病毒。千萬不要把它當成癌，這可不是癌！」

當時遇到 HPV，還視為稀罕的病例，一年才幾例。可是很快就十幾例、幾十例、上百例地發展起來了，到了第五年就有幾百例了。發病率由一條平的曲線直線上升。這下子我明白了：**原來 HPV 是經過性接觸，透過性途徑感染子宮頸的。病毒通過性的接觸以後，使子宮頸細胞被 HPV 感染了。**

上個世紀 90 年代以前，HPV 感染子宮頸細胞的病例在中國很難看到。到了 90 年後期，不僅這樣的病歷多起來，同時還發現很多才 30 歲左右的年輕女性，子宮頸就出現癌了。30 歲左右子宮頸出現癌，這在以前是不可理解的。以前我們認為子宮頸癌患者都是中老年人，她們的子宮頸經過了幾十年的刺激，才長成癌。怎麼現在 30 歲左右的年輕人就出現子宮頸癌了呢？

這個時候再回顧美國人做的結果，真相大白：這個 HPV 病毒感染了宮頸的細胞，如果病人是 20 歲感染的，感染以後卻沒有引起注意，還在不停止地感染，那麼 5 到 10 年就可以發展成癌了。**所以 HPV 引起的子宮頸癌，與中年人患的子宮頸癌不同，年輕女性的宮頸就會出現這種癌。**

現在我們可以清楚地看到這個過程：從開始有 HPV 感染，到越來越多，再到出現年輕女性的子宮頸癌。**實際上就是乳頭狀瘤病毒感染了子宮頸的細胞。如果一直這樣反覆的感染下去，5 到 10 年就會發展成子宮頸癌。**

請注意！現在很多年輕女性的子宮頸，感染得像長了菜花一樣。如果還不停止繼續感染的話，結果就很悲慘了：很可能不到 30 歲就變成子宮頸癌！

有人要問了，你說子宮頸癌，那麼子宮頸到底在身體什麼地方呢？

實際上，子宮頸就是子宮的一部分。之所以這裡把它單獨拿出來講，是因為子宮頸癌太常見了。

子宮的中間部分叫「體」，上面叫「底」。子宮腔與外界連接的出口（每個月流出經血的出口，亦即分娩時胎兒的出口），這 1 釐米到 2 釐米的一小截叫子宮頸。子宮頸在子宮的最下方，是深入到陰道裡面的這一個小段，它的下面就是陰道了。照道理說，子宮頸應該是子宮的一部分，但是因為子宮頸癌太常見了，所以我們單獨在這裡著重再介紹一次。

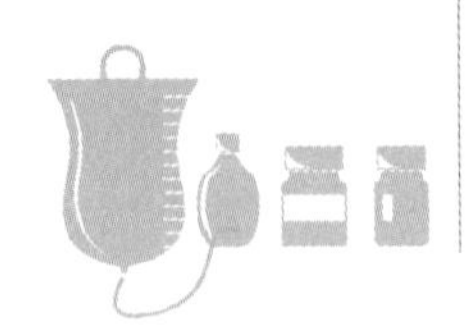

子宮腔裡面是絕對無菌的，不可能有任何有毒、有害的細菌或者病原體。全靠子宮頸口這個地方的把關。它就像個大門：只准許每個月的經血往外流，或者懷孕了，成熟的胎兒從這兒出來。可是子宮頸待在陰道裡面，而陰道就像口腔一樣，是跟外面相通的，陰道各種病原體就很多了。由於子宮頸前面這一塊是曝露在有病原體的、在細菌、病毒的環境下，所以子宮頸這個部位毛病是最多的。那麼想要阻止外面的細菌、病毒往子宮腔裡去，子宮頸口這個地方就得起到一個門戶的作用——一個只讓出，不讓進的一個通道。

關於子宮頸癌，還有一種誤解，就是過度恐慌。沒有知識是一方面，那是不重視自己年輕的生命。另一方面是什麼呢？現在大家已經明白了，HPV 會引起子宮頸癌，於是有人就害怕了，要去做檢查。到這個地方去刮一個片，去那個地方抹一個塗片，又跑去做 TCT （TCT 是一種檢查子宮頸細胞的方法）。一做檢查，醫生就跟她說：「這個是 HPV 感染了。」或者：「妳快得癌了。」求醫者被嚇得整天寢食不安，非常害怕。有的人跑去做了很多檢查，這家說她子宮頸快得癌了，那家說已經得癌了，勸她趕快去做電切、冷凍等各種治療。

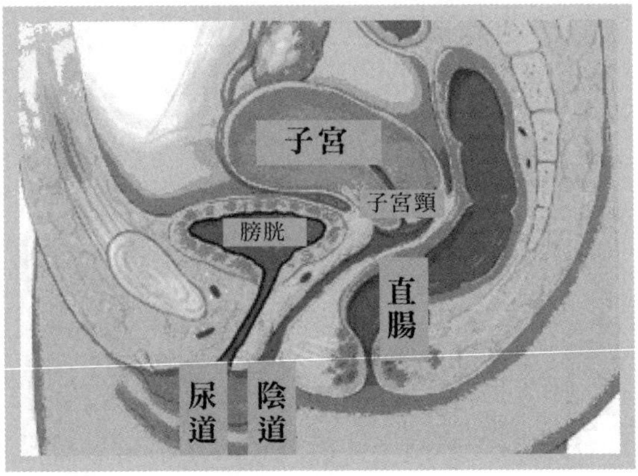

子宮
子宮頸
膀胱
直腸
尿道
陰道

有的人看到周圍有年輕的癌症病人，心裡害怕癌啊，就把子宮頸切了，各種治療跟著都用上了。當然在這個過程當中，一下子冒出來很多檢查子宮頸細胞的醫療單位，都給妳發報告，說妳得了癌症了，說你 CIN 幾級了（CIN 是子宮頸細胞瘤變的意思，代表病情發展的等級），說妳是 HPV 感染了。結果正規醫院的工作當中，我們會發現很多病人帶著她的子宮頸切片來看，一看沒事的，就是一般的炎症；有的是一點小毛病，就當癌來治療了；有的離癌還遠著呢，就切掉了。

這樣的例子就說明：**一方面是年輕的女孩不重視這個 HPV，還在繼續感染；另外一方面就是有些人過度緊張，小題大作。**

那麼女性，尤其是年輕女性，怎麼來對待這個問題，才能既不輕視又不過度重視？

大家需要有一個共識：第一步，可以先在正規的醫療機構做一個子宮頸的細胞學檢查（即 TCT 檢查），看看有沒有 HPV 感染。如果沒有 HPV 感染，就不用擔心了；如果有 HPV 感染，這時候也不要一開始就用貴重的藥，應該在陰道抹點抗 HPV 的外用藥。當然，前提是不要繼續接觸 HPV 的感染。HPV 說到底是一個病毒，它到妳身體裡面感染了這個細胞，如果病毒不再繼續感染，隨著感染細胞的死亡，病毒也就隨之消失了，一個月左右的感染週期就過去了。

病毒感染子宮頸以後，不會一直感染下去，可以把它當作感冒一樣來對待。大家看到有誰終年累月感冒下去？沒有。一次感冒，一週左右也就好了。子宮頸也一樣，HPV 也是個病毒，所以可以把它理解成是一次感冒，子宮頸的 HPV「感冒」，這種感冒自己會好，關鍵是不要再繼續感染。如果不放心，再抹一些藥，幫助它恢復，這就可以了。所以一旦感染了 HPV，我們要用平常心來對待它。

假如沒有再接觸感染源，又抹了藥治療，它卻總是不好。那麼，

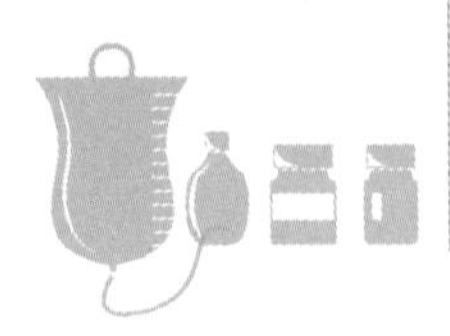

病人下一步就要到醫院去檢測一下 HPV 類型。到目前為止，發現有 100 多種類型的 HPV 病毒，能夠使子宮頸致癌，但是只有兩個類型是主要的，其他的跟子宮頸致癌沒有關係。比如，有的人手上長了一個小疙瘩，平時我們叫「瘊子」，那個也是 HPV 感染，只不過是另外一種類型的 HPV。

所以，HPV 感染並不是什麼可怕的事情，問題在於不能連續感染。如果總是有不正常的 HPV 的性傳播感染，並且持續感染下去，沒有得到足夠的重視，這才是子宮頸癌發生的前提。

概括起來說：**HPV 感染雖然是女性子宮頸癌的主要誘因，但並不可怕。100 多種 HPV 病毒裡，只有兩種有致癌風險，我們可以透過檢測來發現。**同時，萬一子宮頸出現炎症，也應及時治療，避免新的感染。

如果年輕和中年女性沒有 HPV 感染，那就不用擔心這種感染所導致的子宮頸癌了。到了老年，引發子宮頸癌的因素就不一定是 HPV 感染了，更多的是其他原因。

許多人有這樣的疑問：有沒有更好的方法，可以不用總是去醫院檢查是否有感染？能不能像接種疫苗一樣，打一個預防針，以後就不會感染 HPV，子宮頸也就不會感染了？

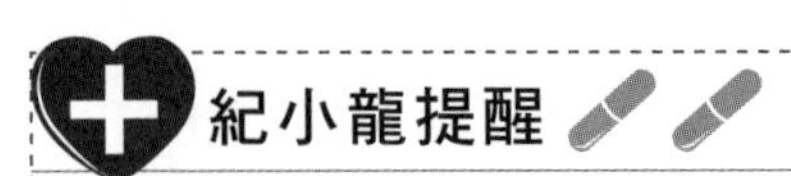

預防子宮頸癌方法：

1. 出現子宮頸炎症時，先進行細胞學檢查（TCT）。

2. 如果有 HPV 感染，先用普通外用藥，不要立即用重藥。

3. 如果總是無法痊癒，去醫院檢測 HPV 類型，看是否為致癌類型。

這個想法很對，理論上也能辦得到：HPV 是一種病毒，把病毒製成抗原注入人體內，然後人體產生了抗體，那麼這種病毒再來的時候，人體內就有抗體去與它結合了，也就不會得病了。

現在很多國家都在做預防 HPV 感染的疫苗，有的實驗結果已經出來，效果還是比較理想的。但是問題是：HPV 病毒有上百種。就像每年接種流感疫苗時遇到的問題一樣，不知道今年流行哪一種病毒，不知道打哪一種疫苗。關鍵是病毒的種類太多，但現在還沒有一個疫苗，能將所有的病毒種類都包括進去。所以只有幾種經常會引起子宮頸癌的病毒疫苗可以用，但是其遠期效果如何，還需要大量積累此類病例進一步研究。

很多患者去醫院做了檢查，得出的結論是子宮頸糜爛，有的醫生可能會說：要是延誤治療就會發展成子宮頸癌。

這裡又出現了一個誤解：因為年輕女性患上子宮頸癌的病例多了，大家就被嚇到了。然後有一些不正規的醫療單位也來做子宮頸檢查，一檢查就嚇唬病人，說子宮頸糜爛了，發展下去會長成子宮頸癌，嚇得大家惶惶不可終日。所以我在子宮頸癌這個問題上，還要提醒大家一點：**子宮頸糜爛不是病，更不會發展成子宮頸癌。**

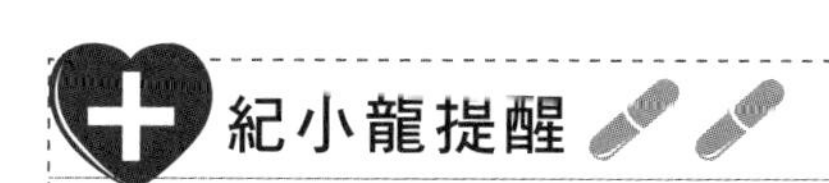

紀小龍提醒

子宮頸糜爛不是病，而是女性發育成熟後，產生粘液的細胞造成了這種紅色。因此，它是女性健康的標記，越糜爛越健康。所以，檢查出子宮頸糜爛的女性不必緊張，更不要與癌掛勾。

很多病人不相信，說自己看了子宮頸的照片，子宮頸是一大片鮮紅色的，子宮頸都糜爛成這個樣子了，怎麼能說子宮頸糜爛不是病呢？

這裡又是一個誤解。我剛才已經提過了，子宮頸是深入到陰道裡面的，並且只能讓宮腔裡面的東西往外走，不允許陰道裡的任何東西進去。那麼靠什麼來保證只出不進呢？

這就是人體的神奇之處！我們先做個比喻：水龍頭總是往外流水，空氣裡或者周圍環境中的細菌、病毒，都是從水管裡流出來，你想從外面進水管，能進得去嗎？進不去。

同理，在子宮頸口處，有一些細胞專門慢慢地產生黏液，然後往外一點一點流，所以就保持子宮裡的絕對無菌，絕對乾淨。那麼大家想，未發育成年的孩子是沒有性生活的，孩子的陰道是沒有性接觸的。所以小孩的子宮頸口就很小，產生的黏液也很少，看上去也不紅。就像人的嘴唇，產生黏液的細胞是紅顏色的，不產生黏液的細胞就是皮膚色的。所以小孩子的子宮頸開口是很小的，直到她要產生月經了，要有性生活了，這時候為了保持子宮頸的無菌狀態，多產生黏液，子宮頸才往外張開，把裡面紅顏色的、產生黏液的部分向外翻出來。

最初檢查子宮頸的時候不懂得這個道理，一看子宮頸是紅的，又有水，還有黏液，就叫子宮頸糜爛了，就像皮膚上的糜爛一樣。實際上「子宮頸糜爛」是女性發育成熟的標記。女性越嫵媚成熟，越婀娜多姿，子宮頸產生黏液的細胞部分範圍就越大，這時候子宮頸就越是「糜爛」，就是所謂的三度（有些地方把「子宮頸糜爛」

分為一、二、三度）。女性越是發育得不充分，子宮頸中產生黏液的紅色部分範圍就越小，這叫一度糜爛。

所以，**對女性來說，要追求「子宮頸糜爛」。「糜爛」的越充分、越是三度，女性特徵就越明顯，性激素越能達到女性成熟的水準。這不是有疾病，而是健康的標記。**

前面介紹了，小女孩子沒有性生活，也沒有月經，卵巢還沒有發育成熟，這個時候的子宮頸中是看不到紅色區域的。而到了停經以後，人體開始衰老，卵巢的功能下降了，子宮頸細胞不需要再去產生黏液了，那麼所謂「糜爛」的部分也就越來越少，最後看不見了。

現在大家應該明白了：所謂的「糜爛」，其實是醫學上把這個詞叫錯了。已經錯了幾百年，大家還在錯下去。有些不正規的地方，就利用這一名稱上的錯誤，嚇唬病人，後面緊接著讓病人支付高額的治療費用，問題就發生了。

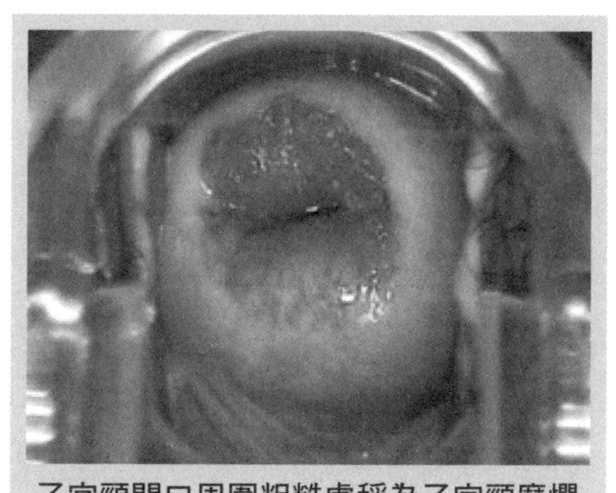

子宮頸開口周圍粗糙處稱為子宮頸糜爛

我想現在，大家對於子宮頸癌的認識，以及 HPV 在子宮頸癌中的地位和作用，還有「子宮頸糜爛」不是病，不要跟癌掛勾等等，這樣的道理應該有一定的瞭解了。總之，對於子宮頸癌的認識，目前醫學上存在著大量的過度診斷和過度治療，一定不能去鋌而走險。醫院裡給出了診斷，自己也必須心裡有數，不要一下子就上當。

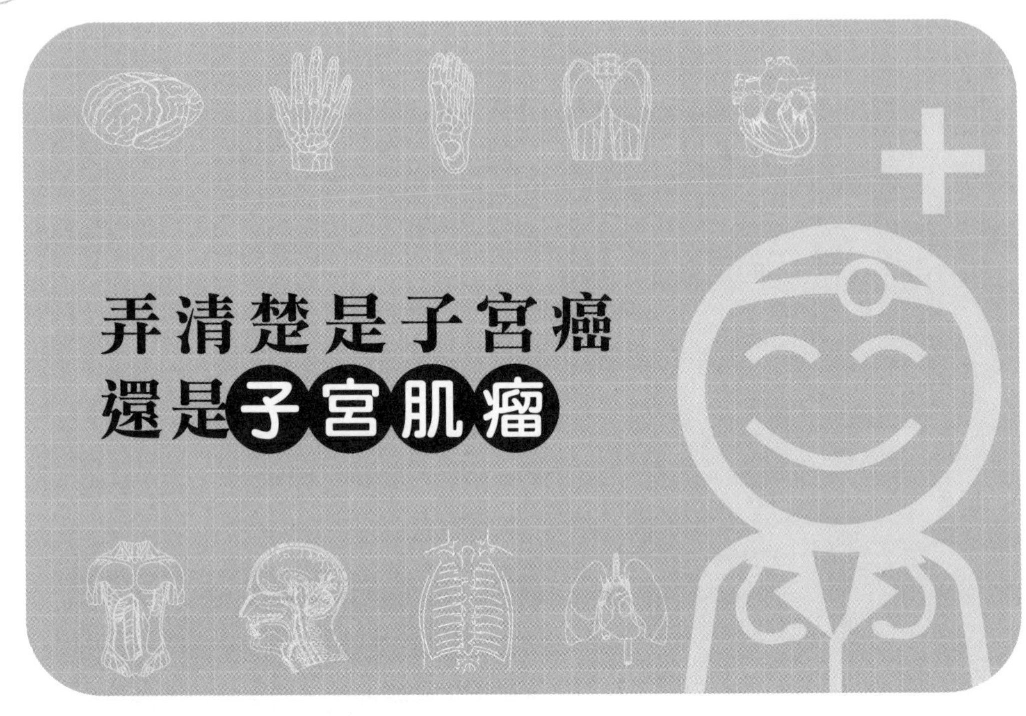

本章介紹女性特有的一個部位的腫瘤，是哪個部位呢？子宮。

所謂子宮，就是胎兒住的「宮殿」，一個造娃兒的「房間」。女性一生這麼辛勞，生了一個娃兒，已經是很辛苦了，沒想到子宮裡面還要長癌，你說這個是不是更麻煩了？

我的一位女性朋友，她的媽媽 60 多歲了，月經停止有 10 多年了。有一段時期，陰道有血流出來，停經後又出血了。當然不是新鮮的血，是陳舊的、發黑的血，就像月經一樣。她知道女兒工作忙，也沒有時間，難得和女兒見面，所以陰道出血的事情也沒有告訴她。一直過了半年多，老人家還是一直出血，沒有停，也不是天天出血，而是不時地有一些血流出來，這時候她才對女兒說。

她女兒趕快把媽媽接到醫院來，趕快檢查，這時候一看，子宮裡面長的是癌，而且癌瘤已經長到了子宮外面，整個的下腹部（小肚子）都有轉移，盆腔裡都是腫塊，手術都清除不乾淨。不久，老人家就去世了，只有 60 多歲。

她女兒很悲傷。她找到我說：「你看我媽辛勞了一輩子，現在剛剛生活條件好了，能夠享受一點了，結果怎麼會得這個子宮的癌？」我說：「那也沒辦法啊，誰叫妳每天只關心想方設法去掙錢，也不管妳的家裡，也不多關心關心母親，多帶她做些檢查。再有一點，她都出血半年多了，也不跟妳說，半年以後才告訴妳，也太麻痺了。」這就是現實狀況，許多老年人有病也不說，顧慮這個、顧慮那個；子女或者是缺乏意識，或者是顧不上。

在我們周圍，這樣的事情可以說隨時隨地還在大量地發生。我們說到子宮癌，大家會怎麼想呢？它是怎麼長出來的呢？

子宮的癌就是婦女月經的時候，流出血來的那個器官裡面的細胞變來的。它不是一天、兩天就能變成癌的。它有個過程，什麼過程呢？簡單地提示一下：如果妳每個月都是規律的月經，每個月到 28 天就開始了，然後 5 天就乾淨了，然後又是下一個月，這是正常的。如果妳在不該出血的時候，它又出血了，或者該停止了，它不停止，還是在出血，那一定是裡面有問題了。這是最好的一個信號，這時妳應該去檢查一下，妳的子宮裡面是不是出什麼問題了。

這是說有正常月經的時候。再往前，小孩子、兒童出現子宮癌的，幾乎沒有，太少了。子宮癌都是隨著年齡長大以後越來越多的。妳在有月經的歲數，是從 15 歲到 50 歲，這個期間都是有月經的，本來是規律的月經，現在紊亂了，這時候妳要檢查子宮裡面是不是有問題了。

剛才說的，我朋友的媽媽就是月經停了，停了已經好幾年了，或者十多年了，又出血了。那妳們想想，這個血是哪兒來的？它是從子宮裡面來的，所以子宮裡面就出問題了。因此，子宮有問題，最好的一個徵兆就是不該出血的時候它出血了。子宮癌有一個重要的症狀表現就是出血：特別是不該出血的時候，它發生出血。這時妳要想到：子宮裡出問題了。

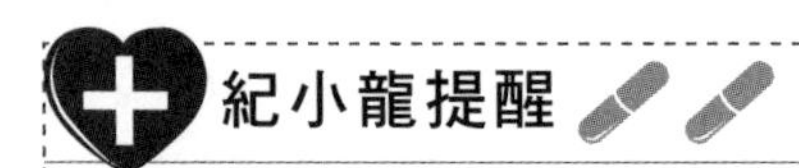
紀小龍提醒

女性如果在經期外突然不規則出血，可能是子宮病變的信號，最好盡快去醫院做子宮檢查。

不該出血的時候出血，絕大多數不是癌，是什麼呢？我們叫「功能性子宮出血」。就是月經紊亂導致的出血。有人問：「我這個出血到底是癌，還是紊亂的出血呢？」去做個檢查還是很好區別的。

首先做什麼呢？做一個超音波檢查。在超音波下，子宮就像一個木瓜或者梨，子宮壁都是厚厚的肌肉，中間是軟的子宮內膜。在超音波檢查下可以看清楚，如果是長癌的話，是子宮腔裡面出現一個塊，多出來一塊，這是子宮內膜長癌了；或者子宮內膜變厚了。正常的子宮內膜在超音波下面看，只有幾毫米厚。如果超過 1 釐米甚至更厚了，就是那裡面已經不正常了。

還有人會問：「我去做超音波了，看了子宮裡面不正常了，裡面是厚了，或者子宮內膜多餘出來了，到底是什麼呢？」

這時候還不能定。怎麼才能定呢？只有刮宮檢查，就是用一個刮匙伸到子宮裡面，把患者的子宮內膜刮下來，刮下來以後去做一個病理檢查。看看刮下來的這些子宮內膜裡面是什麼樣的細胞。這就是區分到底是由於月經紊亂引起的出血，還是子宮內膜裡面長癌引起的出血，這就能區分了。

子宮裡面長癌，主要是歲數比較大的婦女，月經不該出血的時候出血了，一定要去做檢查。做一個超音波檢查，看裡面正常不正常；如果不正常了，再把子宮內膜刮一點下來，做一個病理檢查，看看到底是月經紊亂了，還是長腫瘤了。

對子宮的癌一定要重視，如果出現不正常的出血了，一定要去重視它。不要不管它，有人想：「等等看，或者過幾天不出了就拉倒了。」那可不行！只要是不正常出血，一定有原因在裡面，所以要提醒大家關注子宮出血的問題。

子宮內膜癌和別的癌不一樣，子宮癌容易有出血。如果及時的檢查，都發現得比較早，手術切掉以後就基本上可以治癒，所以不是那麼可怕，這是子宮內膜癌。

說到子宮，不得不提一下：子宮是一團肉，一團平滑肌。在厚厚的肌肉裡面，每個月都要形成增生，然後出血，形成月經，下個月又要增生，又要形成月經，要出血。每個月都在這裡增生、復舊、增生、復舊……一年12個月的話，就有12次。你想一生有多少增生、復舊？

子宮裡面有一個瘤子很常見，我們叫它「子宮肌瘤」。**子宮肌**

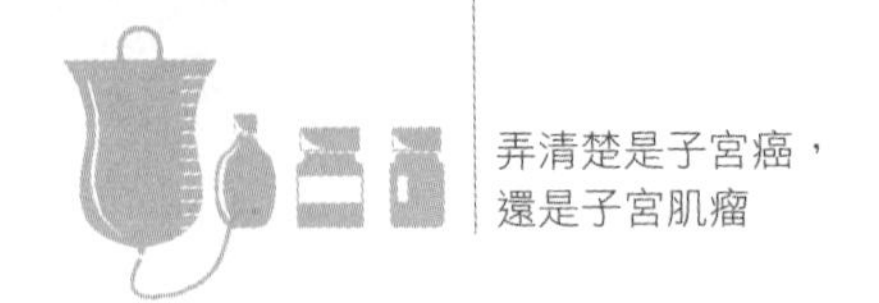

瘤不是惡性的癌，是一個良性腫瘤。它不是剛才提到的子宮裡面長癌的那一種，而是肌肉裡面長了一個瘤子。這種瘤子很常見。子宮每個月都要增生、復舊，就是恢復到原來舊時候的樣子。在這個左一次、右一次的過程當中，子宮肌壁裡面有一團肌肉就鼓起來了，這就叫肌瘤了，肌瘤是良性的。

成年婦女，我們說育齡期、有月經的婦女，100 個婦女去檢查的話，有一半人都有子宮肌瘤。所以發現長了子宮肌瘤不用擔心。我認識的一個朋友，她體檢時，做超音波檢查說有子宮肌瘤，也是寢食不安，非要把它挖出去，才覺得身上沒有負擔，不挖出去總覺得不得安寧。我跟她說，不要開刀，她還是不聽，非要去開刀，結果把子宮整個都切了。就是因為長了兩個小肌瘤，子宮切掉了，你說可惜不可惜。

正確的應該怎麼辦呢？如果發現有子宮肌瘤，應該怎麼去對待呢？現在來說很好辦啊，還是用超音波檢查來複查。看子宮上面肌瘤有一個、兩個，還是幾個？在什麼位置？是前壁、後壁、底部，是在靠外表的漿膜下，還是靠裡面的內膜？有幾個，有多大的肌瘤，做完超音波把結果記錄下來。過上 3 個月或者半年，再去檢查，拿結果做一個比較。看看 3 個月或者半年以後，又經過幾個月的增生、復舊，與上次看到那兩個肌瘤是大了，是小了？有的可能已經消失了。為什麼啊？我們說了，肌瘤是良性的。它在增生、復舊的過程中，有的就可以發生萎縮，就消失了，看不見了。好比說，隨著年齡增大，月經停止以後，子宮原來的肌瘤，原來 3 釐米，就可以縮小為 2 釐米、1 釐米，越來越小，所以它不會損害身體的健康。如果子宮肌瘤是 3

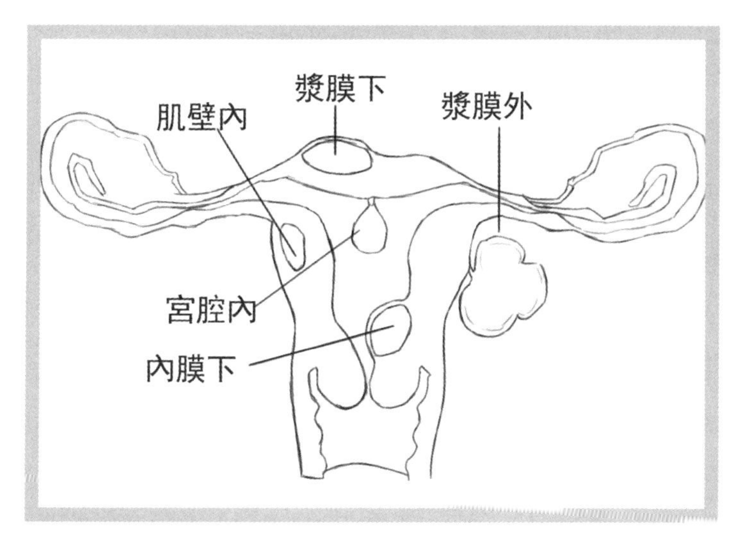

釐米，下次複查是 4 釐米，再過 3 個月成了 5 釐米，肌瘤一點一點長大，這才需要處理它。

現在切除子宮肌瘤，不一定要從腹壁上開刀，可以透過陰道做子宮切除。從陰道裡進去，就可以把子宮切除，腹壁上可以沒有疤痕。如果子宮肌瘤再長大，就可以用這個方法。現在還可以用腹腔鏡手術，就是在腹壁上打個小小的切口，把肌瘤摳出來，所以這不一定要開一個大口子。

所以，我們應該怎麼對待子宮肌瘤？千萬不要精神緊張。

有的醫生，我不知道他是怎麼想的，經常嚇唬病人。做超音波一看就說：「妳有子宮肌瘤。」多大多大，以後會怎麼樣、怎麼樣⋯⋯嚇唬病人一頓。

病人不是醫生，也不明白啊，一聽就緊張了。剛才說了，如果自己知道子宮肌瘤是良性腫瘤，只要它不長大、不出血，就不用管它。如果沒有症狀，就可以不用管它，然後定期去複查，看它有什麼變化就夠了。子宮肌瘤很常見，我們應該這樣對待。

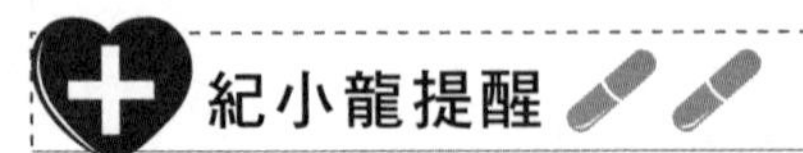
紀小龍提醒

如何知道子宮肌瘤是良性還是惡性？

推薦方法：進行超音波檢查。

檢查對象：患有子宮肌瘤的女性。

檢查內容：子宮肌瘤大小。如果逐漸萎縮，不用擔心；如果不斷長大，必須警覺。

我們剛才說到了子宮癌。子宮是一個腔，這個腔裡面引起每個月出血。掉下來血的那樣一塊組織，我們醫學叫內膜。這個細胞會增生，增生完了沒有受孕，它就「白忙活」了一場。乾脆它就撤退，撤退出來就形成了月經，流了血，就是這個過程。如果子宮腔裡面這層膜的細胞一個勁地長，不停的長，越長越多，不形成流血，這才形成癌。那麼誰來掌管這層膜的長和停呢？卵巢。

卵巢功能正常不正常，是決定子宮內膜長不長癌的最主要的原因。它跟吃什麼沒有關係，並不是受個涼，吃個什麼東西，就能導致子宮內膜長癌的。**長不長癌只和卵巢功能正常不正常有關，而卵巢功能正常不正常，最密切的關係是什麼呢？情緒。憂愁、傷心、受到了什麼創傷等等**。月經正常的人沒體會，月經不正常一定是有個什麼原因，所以跟這個引起卵巢功能不正常的因素是有關的。

所以預防子宮癌，我們要追根溯源。我怎麼能夠盡可能避免呢？可不是由於吃什麼跟它有關係，而是和卵巢的影響有關。卵巢亂了，子宮內膜的細胞如果讓它一個勁的長，不停止，那才有生癌的可能，是這個關係。

還有就是我想提醒大家，子宮的癌也不是一天、兩天就發生的，它也是經過最起碼有三年、五年的過程。剛開始表現是什麼，我們剛才提了，就是不該出血的時候出血。一個是有月經的時候不正常，月經之前出血或者出血不止，停經以後又出血，這些都是不正常出血。

一旦有不正常出血，就去刮宮刮下來，醫生一看這個細胞，就知道是屬於月經紊亂的原因，還是開始要向癌這方面走了。如果向癌這方面發展了，這時候就要想方設法阻止向癌方面發展，這樣不至於發展成子宮癌了。

怎麼阻止呢？還是調節卵巢的功能。我們反覆強調，卵巢功能的紊亂，產生的激素不平衡，才是導致子宮內膜增生不停止，一個勁紊亂型增生，這才是發展成癌的罪魁禍首。**中老年婦女，想要避免子宮癌的方法，就是要避免影響卵巢功能的、引起卵巢激素紊亂的因素。首當其衝的是精神創傷。**這是目前發現關係最密切的。

子宮內膜癌最容易引起關注的，就是不正常的出血。這時一定要去做超音波檢查，看看裡面內膜有沒有不正常的。如果有，就把它刮下來，看看裡面是不是有由於月經紊亂的出血，還是長癌的出血。

還有就是子宮肌瘤，這是一個良性腫瘤，不要被它嚇唬，不要害怕。

在什麼情況下才要開刀呢？一是它在一點一點地長大，二是引

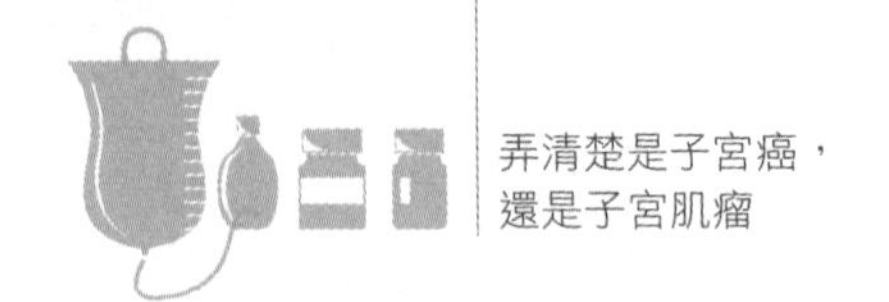

起了出血，三是患者感到有不舒服的症狀，影響了患者的生活、工作，這時候才考慮把它切除。這才是正確對待子宮肌瘤的態度。

女性經過了風風雨雨，孩子也生了，月經也慢慢的停了，過了更年期了，進入到停經以後，不要以為子宮就萬事大吉了。要知道**子宮癌主要發生在停經以後的子宮。**

這時候怎麼辦呢？剛才已經提了，停經以後，如果有條件的，還是定期做一個體檢，超音波下看得很清楚，看看子宮裡面子宮壁、子宮萎縮了沒有？內膜有多厚？有沒有不正常的？中老年婦女停經以後，子宮會越來越小，最後子宮就相當於水果店賣的小的芒果，就那麼點大。如果都是正常的，不就放心了嗎？過上三五年，再去做一個複查就可以了，也不一定每年去做。如果不正常的，感覺到哪個地方有內膜厚，或者形狀不規則了，那就應該過一段時間再做一個檢查。

警覺女性「專屬」的卵巢癌

下面我們講女性特有的腫瘤。只有女性才有，男性沒有的腫瘤。**男性特有的腫瘤是什麼呢？前列腺癌。**

女性特有的腫瘤有哪些呢？從器官部位上說起。卵巢，這是女性特有的，還有子宮、子宮頸、乳腺。當然男性也有乳腺，但是男性乳腺長癌的人太罕見了，我自己只遇到過幾個男性患乳腺癌，主要是女性。還有一個癌是主要發生在女性的，就是甲狀腺癌。

女性特有和男性特有的這些癌裡面，我們首先來介紹卵巢癌。

說到卵巢癌，平時很多婦女並不熟悉卵巢的問題。我遇到過這樣一個病人，是一個 16 歲的女孩子，正是青春靚麗的年齡。她還在學校上學，後來發現自己的肚子越來越大。

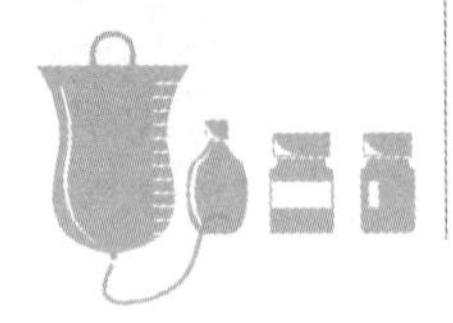

家長知道以後，首先想到的是懷孕。追問這個女孩子是不是與哪個男孩好了，怎麼回事啊？這個女孩也莫名其妙，沒有啊！但是肚子卻一天一天大起來。家長帶她到醫院一檢查，整個肚子已經有腹水。肚子裡長了水，我們叫腹水。腹水太多，把肚子撐起來了，鼓得像懷孕五、六個月以上，很明顯了。結果手術一打開，是卵巢癌。整個腹腔都已經轉移了，手術後幾個月，這個小女孩就走了。

她的家長悲痛地對我說，一開始的時候冤枉她的女兒了。可是來醫院看的時候已經晚了，即使動了手術，也不能救命了。

女孩的腹水是從哪兒來的呢？一檢查，是卵巢上長了一個瘤子。卵巢長瘤子，都已經引起腹水了，肯定有很長時間了。因為卵巢就在腹腔裡待著，卵巢裡長瘤子，產生的水都到腹腔裡了。但是，大家不要以為腹部脹了都是有水，那是兩回事。

正常情況下，在人的腹腔裡，大概有 20 ～ 50 毫升的液體。20 ～ 50 毫升有多少呢？一小杯。一小杯的液體在妳的肚子裡。你想，肚子裡面有腸子、子宮、膀胱。腸子每天都要蠕動、要消化、要磨擦。那麼多的器官在裡面，互相之間如果都是乾的，沒有液體潤滑，它怎麼能夠運動的好呢？所以，在腹腔裡面有幾十毫升的液體，相當於潤滑液，在裡面起潤滑作用。如果有 100 毫升或 200 毫升液體，妳是感覺不出來的。有時候自己感覺到腹脹，並不是因為有腹水。腹水要到多少才能感覺到呢？ 500 毫升以上的腹水，才有感覺。

可想而知，一般感覺到肚子脹，而且這個腹脹是會變化的，不是總是脹的。是什麼脹呢？是氣。是胃或者大腸、小腸裡面的氣引起肚子膨脹的感覺。腹水引起的腹脹，要量很多才有感覺。有些人消化不好，跟吃飯有關。消化不好，感覺腹脹，這個跟卵巢沒有什麼關係。

我記得還有一名病人，是一個兒童。一個七、八歲的小女孩來看病。為什麼來看病呢？是由於在學校裡，同學嘲笑她，歧視她，因為七、八歲的小女孩長了小鬍子。女孩長鬍子，這不是一件很奇怪的事嗎？經過檢查，發現這個女孩的卵巢上長腫瘤了。

卵巢在子宮的兩側，一邊一個，就是大的蠶豆那麼大。卵巢長瘤子，三、五釐米，是沒有感覺的，長到 10 釐米了，她才有一點感覺，但是她也不去注意它。**我要提醒大家，卵巢上的腫瘤，到有感覺了，就太晚了。這也就是為什麼早期發現卵巢癌很難**，道理就在這兒，跟症狀沒有什麼關係。如果有症狀，都不是腫瘤的早期階段，或者說比較早的階段了。

卵巢，這麼一個小小的婦女特有的器官，在女性的身體裡面，在什麼位置呢？它是幹什麼的呢？這是人體的基本知識了。

如果隨便問某一位女性，問一問她：「妳的卵巢在哪兒？」她能告訴你嗎？她能指的出來嗎？問她：「妳的卵巢有多大？」她能說的出來嗎？再問卵巢是幹什麼的，她肯定說不清楚。但是我說，一個女性要是不知道自己的卵巢，也太有點知識缺乏了。

卵巢在哪兒呢？在腹腔下部，子宮左邊有一條輸卵管，右邊也有一條輸卵管，就在輸卵管的下面有兩個卵巢，一邊一個。

卵巢有多大呢？正常人的卵巢，打個比方，像稍大一點的蠶豆。

卵巢對女性來說非常重要，女士們可以無時無刻都能體會到卵巢的重要。怎麼說呢？小女孩從青春期發育，然後維持女性一生的

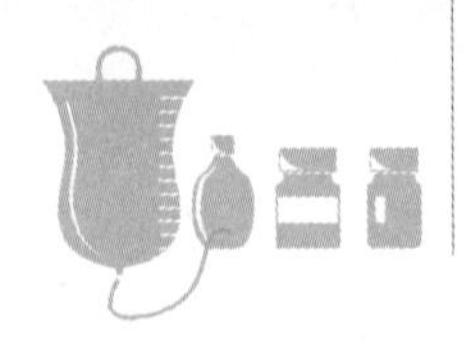

月經幾十年，一直到 4、50 歲，月經停止，這全是卵巢在起作用。

卵巢產生了激素。女性從童年、少年開始，尤其到青春期發育，激素越高，妳的青春表現越充分。如果激素水準不夠，青春期的發育也會受影響。**女性皮膚的細膩、潤滑，身材，包括相貌，都是由於卵巢激素產生的多少決定的。**每個月的月經，更是直接的受卵巢分泌激素的影響。在一個月經週期裡，子宮內膜開始變得肥厚，到一定的程度，如果沒有受孕，子宮內膜就要脫掉，就流出來，這就叫月經。

到了 4、50 歲以後，卵巢產生的激素少了，也就是到了更年期。更年期以後，再往前發展，整個卵巢的激素越來越低，於是背也駝了，皮膚也皺了，骨質也疏鬆了，全是跟卵巢有關係。所以大家可想而知，這個卵巢對女性一生所起的作用。

妳說，「我怎麼知道卵巢在哪兒呢？」

大家都做過體檢，或者到醫院做過超音波檢查。醫生把超音波探頭往受檢查者下腹部一放，然後把探頭稍微一轉就能看到，這是右邊的卵巢，這是左邊的卵巢，它有多大，形狀怎麼樣，裡面有什麼問題，一看就很清楚了。

但是，為什麼平時大家對卵巢沒有像對乳腺那麼瞭解，聽的也不那麼多呢？主要是卵巢的癌症發病率不像子宮頸癌、乳腺癌那麼高。卵巢的腫瘤多數都是良性的，不要一聽卵巢腫瘤心裡就發毛。

有一位女性，40 多歲，有一天突然打電話給我，說：「紀大夫，麻煩你了……」她說，超音波檢查發現卵巢上長了個瘤子，非要開刀不可。我說：「妳拿來看看，那個瘤子有多大，是囊性的，還是實性的，有沒有變化？」她說：「瘤子有3釐米。是囊性的。」我說：「妳別著急，再過3個月，再複查一次超音波，看妳卵巢上囊性的腫瘤長大了沒有，變化了沒有。如果沒有變，還是那種薄薄的，有一個囊，那妳一定是良性的啊！所以你就不用擔心。」我還說：「妳沒有感覺，妳去開刀幹什麼呢？」

可是她不聽，一檢查說卵巢裡面有瘤子了，結果覺也睡不著，飯也吃不下。我一看這種樣子，那就算了，妳就來醫院開刀吧！結果手術切下來了，一看是良性的囊腫，為這個囊腫開一刀，有點不值得。

卵巢腫瘤並不少見。我們簡單來區分一下：有一種是囊性的，就是整個卵巢裡面都是囊。所謂囊，是什麼意思呢？就是外面一層皮，就像氣球一樣，裡面不是氣而是液體，可以有一點黏，或者可以有一點稀，那是不一定的。這樣的腫瘤在卵巢上是很多見的，叫**卵巢囊腫，是良性的。**

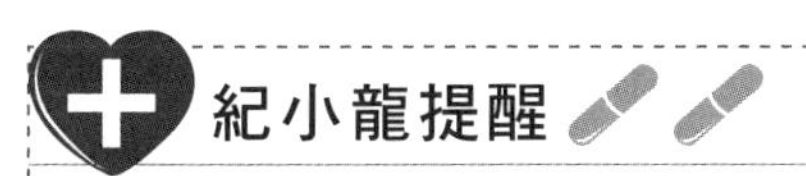

卵巢囊腫是良性腫瘤，在治療上不要急於一刀切，而要耐心觀察一下，區分對待。患者可以進行半年一次的超音波檢查，如果囊腫變小，就不需要手術治療，而囊腫變大的患者則需要盡早切除了。

遇到這種卵巢囊腫，怎麼辦呢？

長了多長時間也不知道，以前也沒有檢查過，剛剛做了超音波

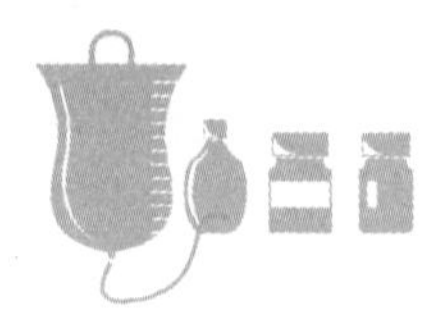

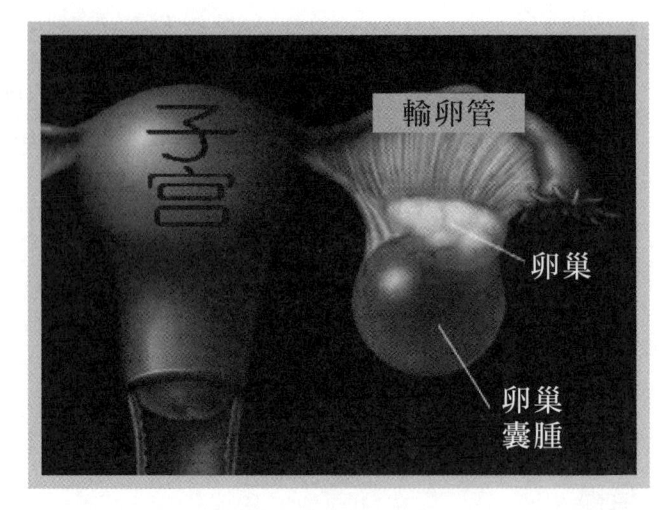

檢查，發現卵巢上有一個囊腫。這時候就要看這個囊腫有多大，是什麼形狀，裡面是不是都是液體。如果都是液體，那麼囊外面的這層皮，我們說囊壁都是很薄，也沒有症狀，也沒有感覺，那就可以過上半年再複查一下超音波，看看有沒有變化。這個囊腫的大小是可以變的，如果越變越小，因為裡面的液體可以吸收，液體越來越少，那不就不用手術切除了嗎？如果裡面的液體越來越多，鼓的包越來越大，這時候要把它用手術切掉。所以如果發現囊腫，不用去馬上開刀，要觀察一下。

卵巢裡面還有一大類腫瘤也都是良性的，我們叫什麼呢？叫畸胎瘤。因為卵巢裡面都是卵子，卵子可以生長發育成不正常的胎兒，它也可以長成一個瘤子，這種腫瘤就叫畸胎瘤。裡面可以有頭髮，有皮膚，有人身體裡面不同的部分的組織，都可以有。

畸胎瘤多數是成熟的。如果是成熟的畸胎瘤，那就是良性的，手術切掉就沒問題；如果是不成熟的，這就要提醒了，要注意了，不成熟的畸胎瘤才有可能是惡性的，機率才比較高。因此，如果是卵巢囊腫就要定期檢查，畸胎瘤就要看裡面是什麼內容，有沒有成熟和不成熟的組織成分，佔多少比例。

卵巢癌在卵巢腫瘤裡面是少見的。但是卵巢癌相對來說，比子宮癌、子宮頸癌這些癌的惡性程度都要高。大家知道，子宮一邊有一根輸卵管，卵巢就在子宮旁邊待著，卵巢的外面就是腹腔。一旦卵巢發生癌的話，癌細胞可以很快就掉到卵巢的表面，然後就脫落到腹腔裡面，引起在腹腔中的播散。

由於女性平時很少關注自己的卵巢，幾乎不去想它，也不去做檢查，它在子宮旁邊待著，又不影響別的器官，所以長了一個瘤子，長了 5 釐米、10 釐米，病人都沒有任何感覺，不容易發現它。這也就是提醒大家，**如果有條件，每年做一次超音波檢查，腹部的器官，肝、膽、胰、脾、腎、子宮、膀胱、卵巢都看一遍**。這樣的話，即使卵巢上長了一個腫瘤，不管是囊腫、畸胎瘤，還是卵巢癌，或者其他什麼腫瘤，都能夠及時發現它，這是要提醒大家的。

在做超音波檢查的時候，經常會發現卵巢裡面有一個形狀不規則的、亂糟糟的東西，像是腫瘤。實際上卵巢裡面還有一種東西比較常見，但它不是瘤子，是什麼呢？我們叫它「子宮內膜異位」。

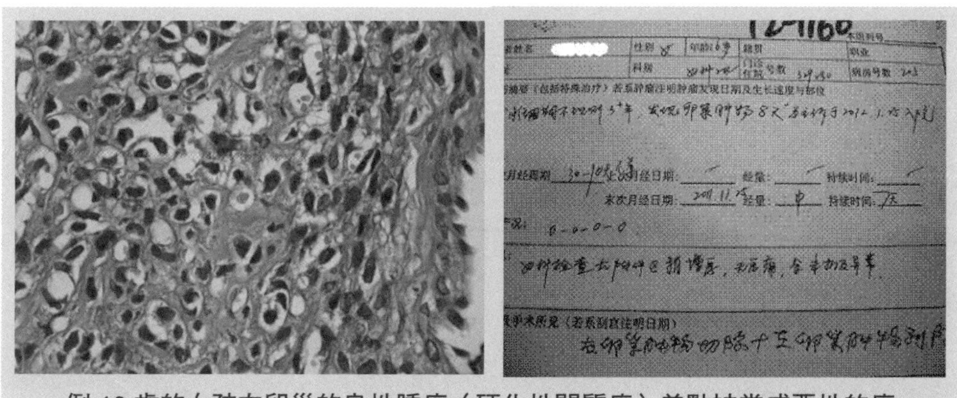

一例 16 歲的女孩右卵巢的良性腫瘤（硬化性間質瘤）差點被當成惡性的癌。

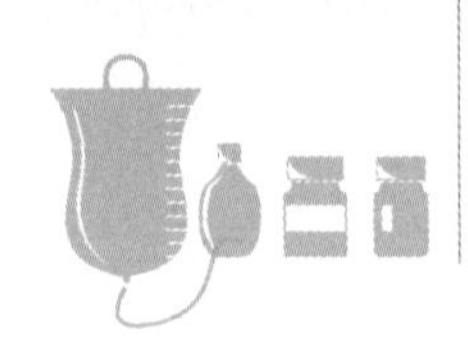

什麼叫子宮內膜異位呢？正常的子宮內膜應該長在子宮裡面，每個月在月經來之前，增生到一定程度，沒有懷孕就脫落下來，變成月經了。如果這個內膜沒有長在子宮裡面，長在子宮旁邊的卵巢裡面去了，這叫異位了。是異常的位置，跑到了卵巢。每個月內膜也在那兒產生增生，到時候也出血。如果在子宮裡出血，就從陰道裡排出來了，在卵巢裡面出血，怎麼樣呢？它排不出來，就留在卵巢裡面。出一次血，又吸收一下，結果在卵巢裡面越來越大，每一次月經就在卵巢裡面出血。這時候去做超音波，就會發現卵巢裡面變大了，也不規則了，以為是腫瘤，實際上是跟月經有關係的。

有人會問：「我怎麼知道這是子宮內膜異位，不是腫瘤呢？」患者應該感覺到，每一次月經到來之前，如果經血是從卵巢這兒出來的，就要有腹痛和腹脹了，這就叫痛經了。月經之前，總有幾天讓病人難受，感到疼痛，有時候痛得就像急腹症一樣，痛得忍受不了，這就是卵巢裡出血了。等到月經一過，血液不出了，月經停止了，這個感覺又沒了。所以，如果是這樣一個規律的話，就要去檢查，如果醫生檢查說，卵巢裡面有一個塊兒了，大了，形狀也不圓了，不要以為是腫瘤。病人要告訴醫生：「我每個月在月經之前都痛，痛得都很厲害，甚至忍受不了。」要想到是子宮內膜跑到卵巢去了，是剛才提到卵巢的囊腫，這是一個良性的腫塊。

有的時候病人去檢查卵巢，做超音波檢查，醫生會跟她說：「妳這個囊是﹁多個囊﹂。」這是什麼呢？我前面說過，卵巢本身像一個大蠶豆，裡面是實心的，結果一做超音波檢查，發現中間有許多小泡泡。許多個大大小小的囊，都是中間含有水，外面是薄薄的一層皮。這就是「多囊卵巢」。卵巢裡有多個囊，而不只是一個囊，是在卵巢裡面形成了好多個囊。

往往是不能生孩子的婦女，去做不孕檢查的時候發現是這樣的卵巢。為什麼與生孩子有關呢？

卵巢裡面每個月要排出一個卵子，這個卵子要掉出來，去跟精子結合，然後受孕，去形成胚胎。

卵巢外面有一層膜，這層膜能夠保護卵巢，就像穿衣服一樣，既要暖和又不能太熱，卵巢也是這樣的，外面這層膜既能夠保護卵巢，有一定的厚度，但是又不能太厚。如果外面這層膜太厚了，正常卵細胞在卵巢裡成熟了，它要穿破外面這層膜，然後才能掉到外面和精子結合。如果外面這層膜太厚了，好像這層衣服太厚了，卵子成熟了，可是突破不了這層膜，怎麼樣？在這個膜的下面就「犧牲」了。「犧牲」了以後就形成了一包水，這包水就是一個小囊腫。這個月沒有出去，形成一個小囊腫，下個月又沒有出去，又形成一個小囊腫，再下個月再出不去，又形成一個小囊腫。所以這個卵子儘管能夠成熟，但因為外面這層膜太厚，突破不了這層膜的防線，所以白白浪費了一個成熟的卵子，結果總懷不了孕，生不了娃。如果去看病，一做超音波檢查，卵巢裡面好多個小囊腫，這就是多囊卵巢。但是，這個不是腫瘤，不是長了瘤子，就是不能夠生娃了。如果是年輕女性，結婚以後總是生不了娃，就要去查一下，是不是有多囊卵巢。但不要把它誤認為是卵巢上長瘤子。

現在我們一起總結一下，卵巢是女性所特有的生殖器官，而且是至關重要的。它決定了女性的青春是否靚麗，也決定了更年期以後如何平穩過渡，以及老年的時候是否能夠有一個安寧的生活。可見卵巢多麼重要。

問題是平時有些女性對自己的卵巢很少去關注。透過上面的介紹，**就要想到要去檢查一下卵巢，瞭解一下自己的卵巢是一個什麼狀態**。因為它與健康息息相關。如果妳自己都不瞭解，確實有點可惜，有點遺憾。如果妳去檢查，發現卵巢裡面長了東西，這時候也不用慌，更不要飯也吃不了，覺也睡不著，非要把它切出來不可，就像我前面講的那個朋友那樣，有點事就沉不住氣。要看檢查的結果再決定。如果是一個囊性的，那就定期複查；如果肯定是一個畸胎瘤，那就看裡面的成分是什麼，再決定需要不需要開刀；如果是一個實質性的瘤子，而且越來越大，病人就要3個月到半年複查一下超音波。如果這個瘤子在長大，而且是實質性的，這時候一定要手術把它切除。不要等到卵巢長癌，到了切不掉，甚至到了擴散的地步才就醫，醫生再有什麼高招也很難治癒了。

紀小龍提醒 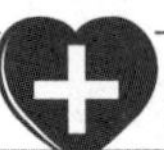

卵巢腫瘤治療法

囊性腫瘤：3個月到半年複查一次，如囊腫變大，需要手術切除。

實性腫瘤：3個月到半年複查一次，如腫瘤變大，需要手術切除。

畸胎瘤：成熟的畸胎瘤是良性腫瘤，需要立刻手術切除，以防轉為惡性腫瘤。不成熟的畸胎瘤是惡性腫瘤，需要結合患者具體情況進行治療。

2007年，中國電視劇《紅樓夢》中「林妹妹」的扮演者陳曉旭因乳腺癌末期離開了人世；2007年11月，著名歌手葉凡[3]患乳腺癌病逝；還有臺灣療傷歌手阿桑、毛澤東的兒媳邵華將軍、著名演員奧黛麗· 赫本……這些熟悉的名字，都因為一個原因而消失——乳腺癌。

提到乳腺癌，我想大家應該都不會感到陌生。特別是近幾年，眾多名人紛紛死於乳腺癌。給後人留下無限遺憾的同時，也給每個人敲響了警鐘！

---

③ 葉凡：（1970—2007），江蘇南京人，中國著名歌唱家，生前發行一張音樂專輯《最愛你中國》。曾演唱多部電視劇主題曲，被業內人士稱為「電視劇歌后」。因乳腺癌引發肝功能衰竭伴隨大面積出血醫治無效病逝，終年37歲。

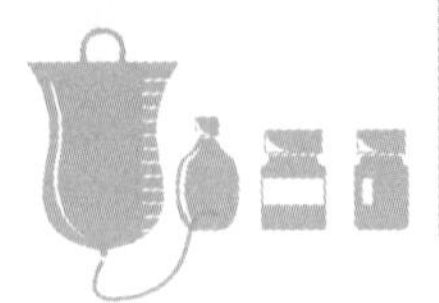

我身邊就有一個真實的例子。我們醫院有一位60多歲的女教授，有一天來我們這兒做檢查。我一看，左邊的乳腺長癌了。後來做手術的時候，把左邊的乳腺和腋下的淋巴結整個都切下來。我一看，不僅是乳腺裡面有一個5釐米的大瘤子，腋下的淋巴結都已經轉移，形成幾個淋巴結合在一起、像雞蛋那麼大的疙瘩！這可是個老醫生，高級的老教授啊！為什麼也「栽」在乳腺癌手裡呢？

現在我們就來說說乳腺癌。男女都有乳房，理論上來說，男性和女性都有患乳腺癌的可能。但現實生活中，男性患乳腺癌的太少太少，我遇到的最多也就幾例吧！然而女性患乳腺癌就太多了！我們幾乎每週都能看到好幾例這樣的病人。那麼為什麼乳腺癌的高發對象都是女性呢？

很多人都帶著恐慌跑來問我：面對女性高發的乳腺癌，普通女性有哪些要注意的呢？實際上在我看來，**人體從頭到腳的幾百種癌症裡面，我認為乳腺癌是最應該能治好的癌**。為什麼這麼說？

我們前面說過卵巢癌、子宮癌、子宮頸癌，還有肺癌、胃癌、肝癌等等一系列癌症。這些癌你看不見、摸不著，不知道哪個地方發生了什麼變化。

而乳腺呢？**乳腺是自己可以看得清楚，丈夫也都能看得見、摸得著的部位**。像這樣一個看得見、摸得著的特定部位，還讓它長出一個癌來，還長的很大，甚至發展到了無法治癒的階段，你說這個事能怨誰？——歸根到底只能埋怨自己，自己沒把自己當回事，自己對自己不負責任，是不是這個道理呢？

接著說剛才我們醫院的那位老醫生。當我看到她的那個標本，你們知道我是怎麼想的嗎？這個老醫生，難道她從來都不摸一摸自己的乳房嗎？要長成這麼大的一個腫塊至少要三、五年的時間。如果她經常摸一摸自己的乳房，能讓它長到這麼大才被發現嗎？不僅這位老醫生自己，她的丈夫也是本院的一位老教授。他們生活在一起，在這三到五年間，她的丈夫也從來不去撫摸一下他妻子的乳腺，就麻木到這樣的程度！所以說，連當醫生的人對待乳腺的態度都是這樣的，更不要說還有那麼多不是醫生的人了。

大家想想，妳認真的檢查過自己的乳房嗎？仔細的摸過嗎？妳的丈夫也會幫助妳檢查你的乳房嗎？

我相信大多數人都是這樣——不出問題就不管它。所以我們一開始就說了，乳腺癌已經長成了那麼大的一個腫塊，最後都轉移了，到了癌症末期，這種事怪誰呢？我們身邊這些慘痛的例子，難道還不足以引起各位讀者的重視嗎？

我知道，這時候妳們一定會說：「我又不是醫生，我哪會摸啊？」不要說這樣沒自信的話，我教妳一招：妳也能學會摸著檢查，而且一點也不難。

很早以前就有個病人，學會了自檢的方法後回去摸了摸自己的乳腺，果然摸到了硬塊！趕緊去醫院檢查，手術取出來一看，是癌了。然後手術把硬塊切掉，人現在活得好好的，都十多年了。怎麼做，我現在就教大家。

打個比方，小時候我的老家種棉花，每到秋天收棉花的時候，我們就從棉桃裡面摘出來一團一團白色的、帶棉籽的棉花。種過田的讀者們應該會知道，妳想把棉花收起來，就要先從還未去棉籽的

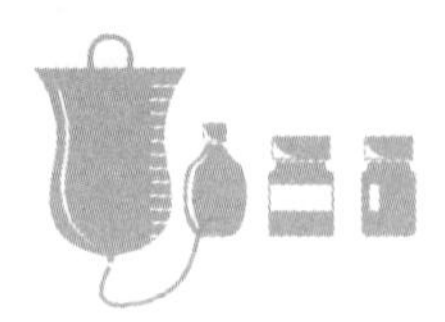

棉花中，摸出一個個棉籽來，妳說妳沒有這個能力？相似的，女性的乳房最外面是一層皮膚，最深部是肋骨，在皮膚和肋骨之間的這

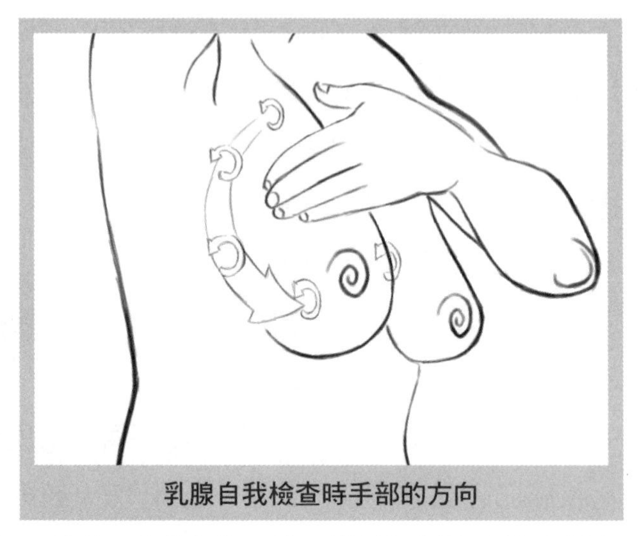

乳腺自我檢查時手部的方向

一塊軟的肉，就像一團棉花，妳要從棉花裡面摸出棉籽來，只要妳想摸，是一定能摸得到的。

妳說人身上的肉什麼感覺，乳房摸上去什麼感覺呢？妳自己摸摸不就知道了嗎？我們每個人的乳房可以大、可以小，那是天生的，和卵巢產生激素的多少有關。但是不管怎樣，也就是巴掌那麼大的一團肉吧！外面是一層皮膚，首先要摸摸自己的皮膚是不是光滑的，是不是軟的？其次，最深部是骨頭，妳要摸摸骨頭是不是硬的？最後，在皮膚和骨頭之間的是肌肉，在這裡面，正常的乳房都是軟的。

這樣妳從中間的胸骨，都是硬的骨頭和皮膚，一直摸到乳房。乳房裡面妳能不能摸到有硬的像棉籽一樣的硬塊？如果沒有就再往外面摸，到了外側，一直到了妳的腋下，俗稱胳肢窩，一直摸過去，有沒有像棉籽一樣的硬結？

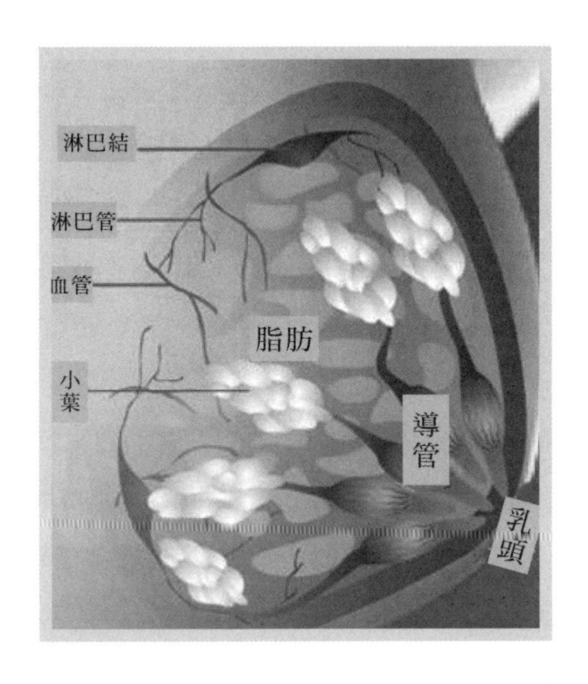

每一個女性，妳都認真地摸摸妳的胸部，乳房的部位，在軟軟的肉裡面能不能摸出小疙瘩、小硬塊出來？要是有硬的就一定能摸出來！要是硬塊沒能摸出來，那是妳沒有認真摸過嘛！

怎麼樣，這是一個最直接的方法。如果每一個女性朋友都認真地去摸了、去檢查了妳的乳房，裡面都是軟軟的，什麼都沒有，那妳的乳腺又怎麼會長腫瘤呢？又何必要擔心乳腺癌呢？

又有人問我了：「我現在沒有，不代表一直不會有啊！多長時間就要摸一次？」多長時間摸一次？半年。如果妳的乳房裡面都是軟的，什麼都沒有，那麼半年之內妳根本就不用摸了。但是要記住在日曆上做一個記號，半年以後妳就不會忘掉自查了。

今天如果大家看完了這篇文章，自己動手去摸，摸的是軟的，就放心了。如果摸到有硬塊怎麼辦，是不是長乳腺癌了？

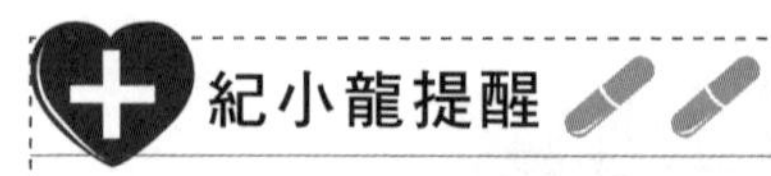

紀小龍提醒

乳腺增生與腫瘤的區別：

1. 乳腺增生會同時長多個硬塊，而腫瘤通常只長一個硬塊。

2. 乳腺增生會在月經來臨前感到脹疼，月經過後疼痛消失，而腫瘤不受影響。

第一點我們說乳腺長癌，不是一下子就能長起來的，要三到五年的時間。第二點，乳腺裡面除了癌以外，摸到像棉籽一樣的小疙瘩，絕大部分，95％以上都是良性的。妳問我怎麼知道是良性的？這裡面有很多的名詞了。醫學上有的叫增生，有的叫纖維腺瘤，有的叫乳頭狀瘤，有的叫導管擴張等等，各種名稱，我們不管它。就說乳腺裡面摸到有疙瘩了，有硬結了，到底是不是癌？有什麼辦法鑑別呢？

不能一摸到硬的東西就精神緊張、寢食不安，這就過度了。怎麼辦呢？第一步，妳可以先到醫院去做一個檢查。當然，醫院的檢查方法很多，妳根據自己的實際條件，做一個超音波、鉬靶照相，或是核磁檢查、紅外檢查。對乳腺來說，多種檢查方法各有優缺點，但是不管怎麼樣，哪一種方法都可以留下一個結果，然後記錄下來。

以乳頭為中心，畫平行和垂直的兩條線，將乳房分內上、內下、外上、外下四部分。這其中要記錄妳摸到的這個疙瘩，這個硬結是在乳腺的什麼部位。然後多大，多少毫米？形狀是圓的，還是不圓的，還是不規則的？好了，有了這樣結果，有經驗的醫生就會建議

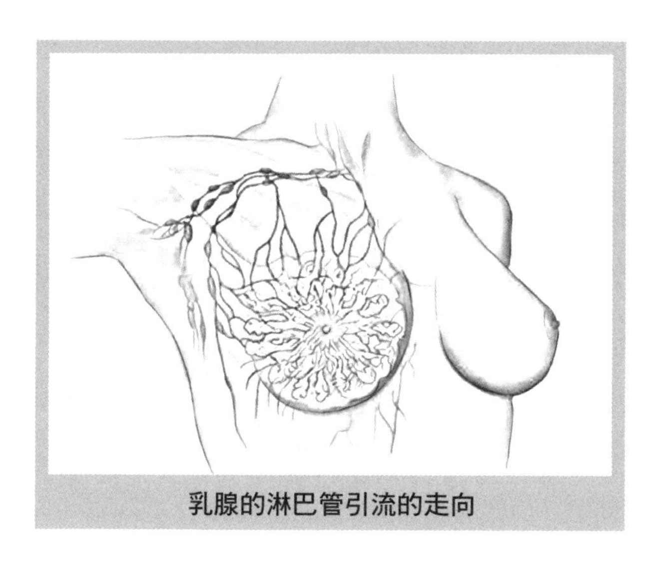

乳腺的淋巴管引流的走向

妳，這麼大的結，會有哪些可能？

如果傾向良性，該怎麼辦。3個月以後再複查，看它大小的變化：如果是增生，它不會一個勁地長下去。只有癌症是緩慢的、不停頓的、持續長大的。如果3個月前是5毫米，3個月後是8毫米，再過3個月變成1.5釐米……那說明它在一點一點地緩慢長大，這個時候就需要做手術把它切除，切下來再看是什麼。如果3個月後複查，原來是1釐米，現在變成5毫米了，反而變小了，那一定不是癌了。

就這麼動態地來觀察這個硬結的變化，間接地判斷它是不是癌。如果妳實在擔心，也可以把硬結切出來看，是良性還是惡性，一看細胞就清楚了。

現在來總結一下，每一位女士應該怎樣對待自己的乳房：首先妳要重視，要熟悉它。去摸一下妳的乳房，如果摸的裡面都是軟的，也就不用擔心。如果摸到了硬結，就要到醫院去確診一下這個硬結

是什麼東西，然後再決定下一步該怎麼辦。

我已經說了，每一個人學會摸乳房自檢以後，哪怕就幾毫米的硬結，也能摸到。在黃豆大之前，1 釐米之內，即使是乳腺癌，幾乎都是有辦法治好的。如果我們每位女性都能定期認真去摸自己的乳房，每過上半年就摸一次，那麼即使長癌了，都是在綠豆大小時就發現了，這樣就很容易能治好了。

但是多數情況下，乳腺出現腫塊或包，我們遇到的都不是乳腺癌。最多見的是增生，還有一些良性的腫瘤，比如乳頭狀瘤，或者纖維纖瘤等，這些都是良性的。

在這裡，尤其要提一下乳腺增生的問題：如果妳摸到乳腺上有好多個小棉籽，但又不很硬，這種多發的往往是增生，癌只會長一個。那麼乳腺中同時長幾個癌的情況有沒有？有，但這是極少數的案例。絕大多數乳腺長癌，都是只有一個小疙瘩。如果乳腺裡面有五個、十個疙瘩，會不會這五個、十個裡面有一個是癌？有這種可能。可是我前面說了，妳要定期去檢查：如果其中一個下次檢查又長大一點，再下次又長大了，總是這一個疙瘩在長，那麼這一個硬結就要關注了。其他的十個、八個，也就不用擔心了，那一定是增生啊！不會一個癌長了十個、八個疙瘩的。所以妳要是摸到了好多個，先放下心，這是乳腺的增生。

還有一點需要提醒大家的：如果摸的那個疙瘩會痛，那一定不是癌。乳腺癌不會痛，除非它已經長大了，轉移出去了。**乳腺裡面長一個小的癌疙瘩是不會痛的。**這種會痛的硬結其實跟月經有關係。女性每次來月經之前就脹痛，月經過了，這個疙瘩就沒有感覺了，那就還是增生。

所以區別是腫瘤，還是增生，有明顯不一樣的地方：第一，腫瘤只有一個，而增生會有多個。第二，增生會隨著月經週期的變化而變化。所以如果在乳腺裡面發現硬結，不要自己嚇唬自己。絕大多數是良性的，而且多數是增生，不必把增生當成腫瘤或是癌。

可是如果真的不幸檢查出乳腺癌，這時我們就要關心了：這個癌是在乳腺裡面，還是已經轉移了呢？什麼叫轉移？簡單解釋一下，就是原來妳住在南京，後來跑到上海，那就叫轉移了。而乳腺癌最容易轉移到哪兒去呢？它會沿著乳腺往腋下的淋巴結跑，往那個地方轉移。所以如果一做檢查，或者手術切下來一看，都沒有往淋巴結轉移，癌還在乳腺本身的位置上，那麼這樣的乳腺癌幾乎是可以治癒的。

如果發生轉移了，那就比較困難了。一定是病人從來都不去關心自己的乳腺。不過現在有三分之一的乳腺癌都能有很好的藥物治療，我們叫做「靶把治療」。有的人也適合用激素治療。這些是治療上的問題，在這兒就不展開講了。

我想告訴讀者的是：妳的身體本身就是一塊土壤，癌就像一顆種子，要種在妳的身體這塊土壤上。種過田的都知道，種子能不能成長，除了種子本身以外，土壤最重要了。所以妳身體本身的基礎的情況在這時候更為重要。如果乳腺癌發生了轉移，已經轉移到淋巴結了，這時候除了常規的治療以外，還要改變妳身體這塊土壤。我們收治的病人裡，大概有三分之一用此種方法治療的效果都是比較理想的。

還有人問：「乳腺長癌怎麼會專門往淋巴結跑呢？淋巴結裡面不都是一個個專門對抗癌症的淋巴細胞嗎？應該是免疫力最集中的部位呀！人的免疫功能都體現在那兒啊！」

這個問題問到了一些腫瘤本質上的問題。為什麼癌專門往有大量淋巴細胞的地方跑？這個問題目前醫學上還不是很清楚，還沒有解決，其他癌也存在相同的問題。

乳腺癌說到底，就是要學會自己關懷自己的乳腺。人類所有的癌症裡面，肺癌、胃癌這些妳看不見、摸不著。如果都能夠爭取讓乳腺癌在綠豆、小黃豆大小的階段就被妳自己摸到，並且及時跟上治療，那麼乳腺癌不就成了可治之症了嗎？

如果大家都明白了我講的這個內容，都去這麼做了，是不是乳腺癌應該最容易被治癒呢？是不是都可以在成為癌症之前就解決問題了呢？說了這麼多，希望每一位女性讀者，在晚上睡覺的時候，安靜地躺下來，認真、仔細的摸一下妳的乳房，去熟悉、瞭解一下妳的乳房。

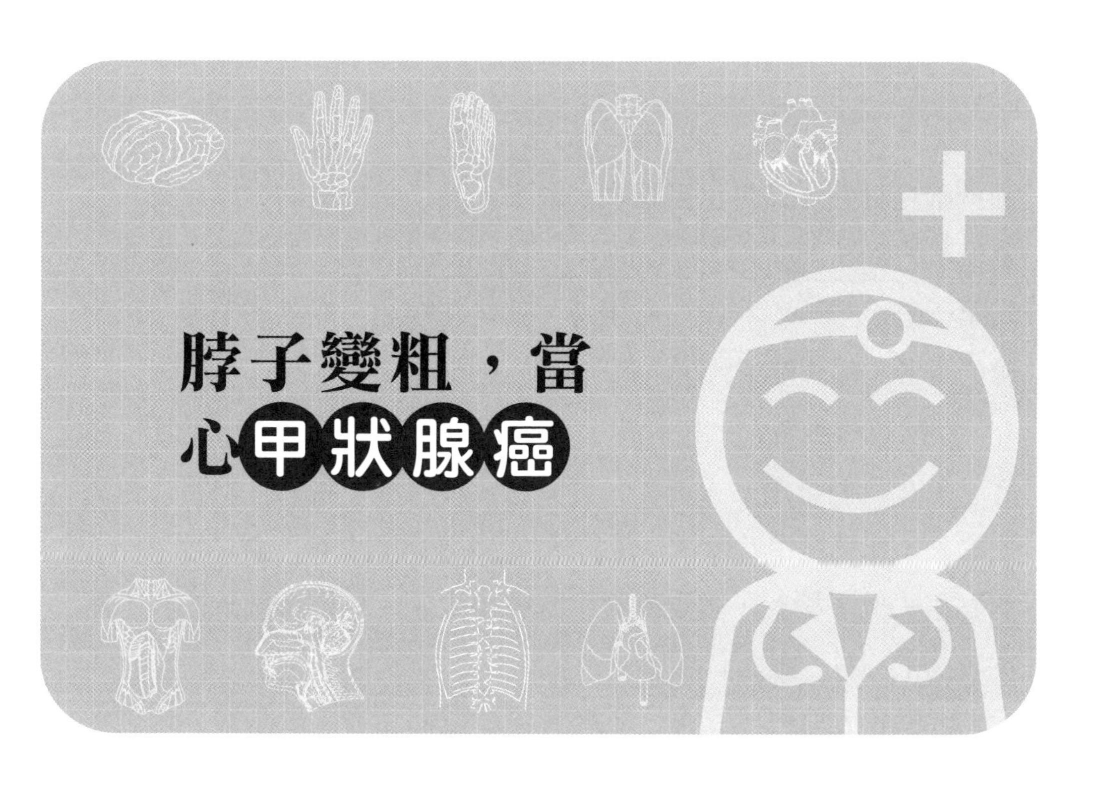

脖子變粗，當心甲狀腺癌

女性易患的癌，我們前面已經介紹了卵巢癌、子宮癌、子宮頸癌和女性高發的乳腺癌。那麼下面要說的這種癌，跟女性也有著密切的關係，但是大家對它都很陌生。到底是哪種癌呢？這就是甲狀腺癌。

男女都有甲狀腺，怎麼能說它是和女性有關的癌呢？這是一個很重要的問題。

根據調查，有90％以上的甲狀腺癌患者都是女性。為什麼這種癌「偏愛」女性？現在還不知道。有些人剛剛有了工作，有了家庭，生了孩子，突然就得了甲狀腺癌，一家人都籠罩在甲狀腺癌的陰影下。你說，這不是一個很鬱悶的事情嗎？值不值得中青年女性去重

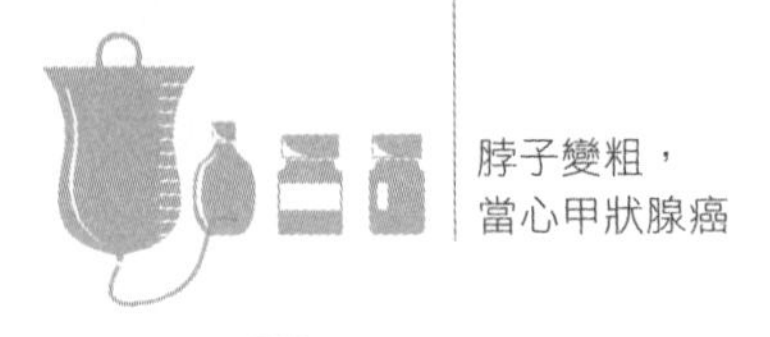

視？

10 多年前，我一個朋友的女兒，當時 20 多歲，正在上大學。由於她身材好，長得也挺漂亮，就去參加了學校裡的文娛比賽。上臺表演的時候，同學發現她的脖子有點粗，建議她去醫院檢查檢查。結果一查發現，甲狀腺左右兩邊，就是在喉頭、喉結的下方，正中線的兩邊，都瀰漫增大了，都有癌了。

甲狀腺瀰漫增大，其中最多見的就是甲狀腺功能亢進，也叫「甲亢」。在我們身邊的人群中，有時就能發現脖子粗大、眼睛比較突出的人，那就是甲狀腺增生了。這位 20 多歲的女孩，就是因為脖子有點粗去做了檢查，發現兩邊甲狀腺都大了。我們用細針去吸一點內容出來一看，裡面有癌了。

可是病人自己不相信，不願意接受這個事實，於是從外地到北京來找我會診。我一看她兩邊甲狀腺都瀰漫增大，這一定是癌了，勸她趕快做手術吧！她父親非常傷心，女兒好不容易長這麼大，結果得了甲狀腺癌，而且還是瀰漫的。

甲狀腺癌是女性易發的一種癌，患者是不幸的；但回過頭來說，她又是很幸運的。為什麼這麼說？得癌了還很幸運？**實際上，幾乎95%以上的甲狀腺癌都是可以治癒的，這個癌是不會致死、致殘，也不會導致身體有多大痛苦的。**它雖然名字叫癌，但這是一種特別的癌。它主要發生在女性人群中，是一個不用過於擔心的癌。

再來說剛才那個患甲狀腺癌的女孩。不管怎麼樣，我還是勸她要手術。如果不手術，彌散增大就會越長越大，如果壓迫氣管，是會危及生命的！於是女孩接受了建議，就住院開刀，把兩邊的甲狀腺，包括頸部所有的淋巴結全部剝離乾淨，可疑的地方也全部清理一遍，清理乾淨。我在做病理檢查時看到，清除下來的甲狀腺裡面全是癌，就像撒的芝麻粒一樣，密密麻麻的。當時我自己的經驗也不多，還擔心像這種瀰漫性的癌，並不是一個腫塊，這樣治療效果能好嗎？這麼一個漂亮的女孩太可惜了！

但是不管怎麼樣，手術做完了。按照道理，吃一點藥維持就行了。過了 3、5 年，她父親又來找我了。他這次來問我說：「我女兒回去，這幾年繼續上學，慢慢的情緒也不那麼低沉，生活也正常了。現在 24、5 歲了，能不能結婚？」我想，她只要腫瘤沒有復發，當然可以結婚了，這個不會影響的。聽了我的話，女孩就安心地結婚生了孩子，就在幾年前，還告訴我，小孩子都挺高了呢！

甲狀腺癌好發在年輕女性身上，但是只要手術切掉了，是可以完全好的，不會出現轉移。即使轉移到頸部的淋巴結，那麼把這個淋巴結也切乾淨就沒事了。所以如果遇到剛才說的，我朋友的女兒那種狀況，瀰漫性的甲狀腺癌，淋巴結也轉移了，手術一切除，現在十多年了，什麼事也沒有。

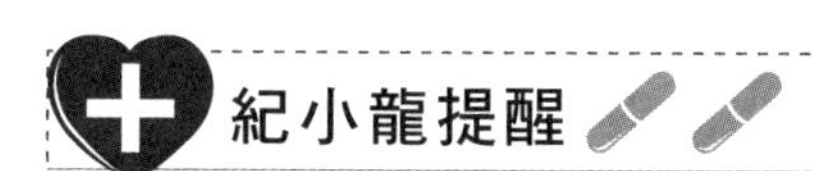

紀小龍提醒

甲狀腺癌在年輕女性身上高發。典型症狀是脖子變粗、甲狀腺腫大。但如果及時去醫院手術切除，即使轉移到了頸部淋巴結，只要清理乾淨，95％以上可以治癒，病人不要有太大的心理負擔。

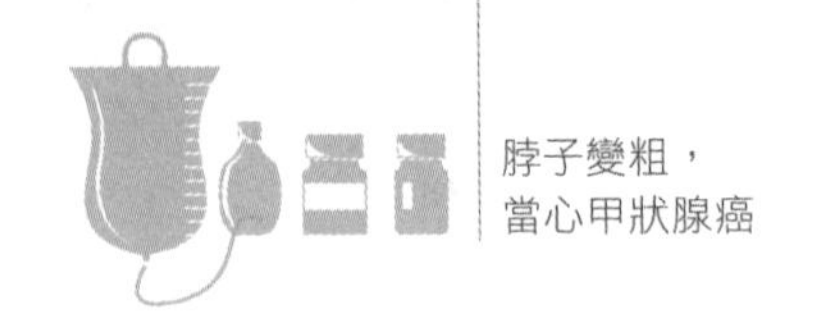

有人說：「我們怎麼知道甲狀腺有沒有問題啊？」「我這個脖子也粗起來了，怎麼回事啊？」

我想提醒大家，在甲狀腺的疾病中，甲狀腺癌畢竟還是佔少數。脖子粗了，最多見的就是甲狀腺部位長了一個大疙瘩，以前叫大脖子病，醫學上叫「地方性甲狀腺腫」。是由於食物中缺少碘引起的。缺碘引起甲狀腺越來越大，變成粗脖子，但是這個一定是良性的。有的人一輩子都是粗脖子，並不影響生活，主要是不好看。如果願意手術，到醫院去切掉它也就沒事了。

甲狀腺這個器官很特別，它是根據其外形來命名的。「甲」，就是盾牌，有點四方形像盾牌的樣子。所以形狀像「甲」的一個腺體，叫甲狀腺。這個甲狀腺是幹什麼的呢，大家想過沒有？其實，它是調節身體代謝的。

大家知道，人的正常體溫是攝氏 37 度。而蛇是冷血動物，它的體溫不會高的，隨外界溫度而變化。但狗啊，貓啊，哺乳類的動物，牠是保持一定體溫的。我們人的體溫是攝氏 37 度，即使是在外界的溫度低至零度，甚至零下的時候，身體裡面還要維持 37 度。到了夏天三、四十多度的環境下，人的體溫也沒有高上去，還是 37 度。

是誰像空調一樣，協調這個溫度的呢？甲狀腺。

甲狀腺主要就是負責管這種事的，它可以看成是掛在身體氣管前面的「空調機」。那麼剛剛我們說的缺碘，會使甲狀腺增生是什麼原因呢？我們說甲狀腺是「空調」，它要靠全身的血流速度的快慢來調節溫度。如果血流的快一點，溫度就高了，血流的慢一點，

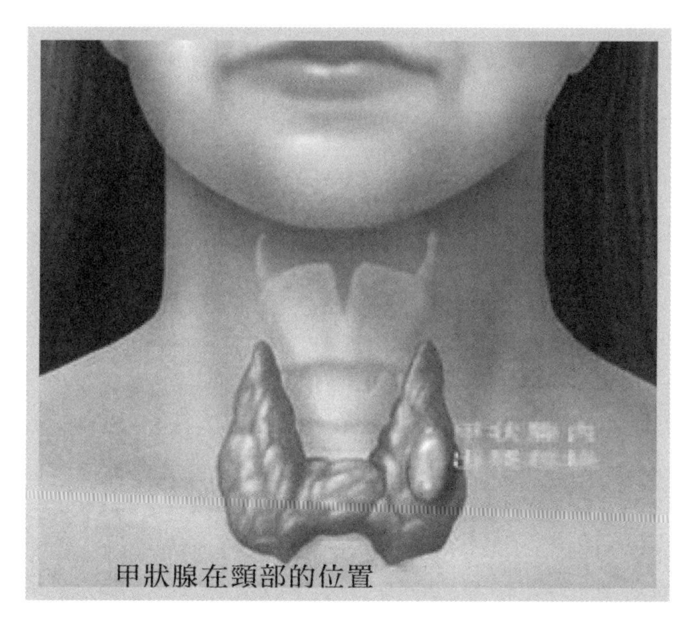
甲狀腺在頸部的位置

溫度就低了。專門有一種激素控制血流速度的快慢，就像信號燈似的。這個信號燈就叫甲狀腺素，就是甲狀腺產生的。

甲狀腺這個「空調機」是靠產生和發放信號，讓血液加快或者減慢來調節身體的溫度。這個信號就是甲狀腺素，是一種激素，這種激素需要有碘的加入。如果沒有碘的話，這個「信號燈」就不起作用了。前方血液調節就說：「我們要甲狀腺素，趕快給信號，給信號。」結果你的身體說：「好，我多給你一次信號！」於是給了大量的信號。可是由於沒有碘，這個「信號燈」做出來不起作用，所以還是起不了調節作用。下面傳上來的回應資訊就是：「我們沒有信號燈，沒人管我們。」於是中樞還是命令甲狀腺趕快產生甲狀腺素。可是產生出來的信號還是沒有碘，這個信號燈還是廢品。甲狀腺就只能不停地加班加點，於是就越來越大，越來越大，就這麼

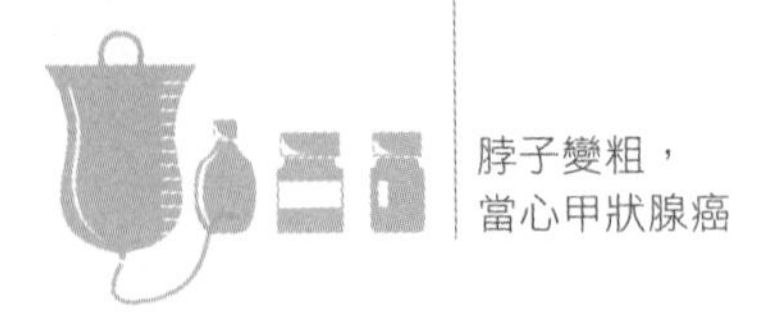

一個道理。

為什麼現在提倡食鹽裡要適當加點碘？就是這麼個道理：讓你的甲狀腺產生甲狀腺素，指揮血液加快或是減慢。**缺碘了，甲狀腺就會增生，脖子就會粗起來。**

還有一種病叫「甲亢」，甲狀腺功能亢進，也是在脖子上。看完我這篇文章以後，你可以去觀察觀察年輕女性，往往會發現脖子這兒是比較豐滿的，正前方是膨隆的，而別人是癟的。尤其是男性，是凹陷的。這是什麼呢？

其實這也是甲狀腺增生。那麼為什麼年輕女孩會有甲狀腺增生呢？你想，年輕的時候全身的代謝都是旺盛的，血液循環更多、更快，這就使得甲狀腺要產生多一點的激素。所以甲狀腺就趕快增生，生產更多的激素。等到女性的年輕階段過去，歲數大了以後，它自然又會癟下去了。這是生長發育過程中的正常生理需求，屬於甲狀腺生理性的增生，這是正常的，不是毛病，不要以為這裡面有什麼問題了。當然，會影響一點美觀，但不是疾病，不用特別為這種生理性增生去開刀。

所以，**甲亢和缺碘引起的甲狀腺腫大，都是跟甲狀腺有關的疾病。而這些疾病跟甲狀腺癌是沒有關係的。**不要一發現脖子粗了，就認為是甲狀腺癌，甲狀腺癌畢竟是很少的，而且主要發生在中青年女性中。儘管它的名字叫癌，但是只要手術把它切掉，切乾淨，它又可以完全治好。它不會像別的器官的癌那樣，到處轉移而且切完了又長，所以甲狀腺癌不用太擔心。

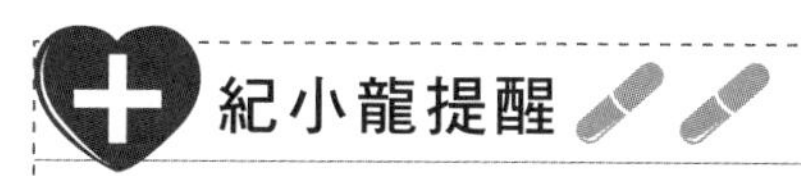

缺碘引起的甲狀腺增生、甲亢、生理性甲狀腺肥大、甲狀腺癌等等，表現都是脖子變粗，因此，不要動不動就懷疑是癌，真正得癌的畢竟是少數。而且，甲狀腺癌雖然名義上叫癌，但和其他癌症不同，不容易到處轉移或切完後再長。只要處理乾淨，病人基本可以痊癒。

如果別人發現你的脖子怎麼粗了。那這到底是由甲狀腺缺碘引起的增生、甲亢，還是生理性的甲狀腺的肥大，又或是甲狀腺癌，到底是什麼呢？是良性的還是惡性的？會不會是癌呢？

首先，你要觀察一下脖子這兒，甲狀腺這個位置是不是平平的，有沒有鼓起來？如果有懷疑了，你還是到醫院去檢查一下。

檢查什麼？用最簡單的方法，做一個超音波。把超音波探頭往脖子上一放，就可以清清楚楚地看到甲狀腺是什麼形狀，裡面有沒有毛病，是不是瀰漫的，還是只是一兩個小硬結。並且不僅能看到甲狀腺，還可以看到甲狀腺旁邊，也就是頸部有沒有淋巴結，有幾個，有多大。這些用超音波的方法就可以清楚弄明白了。

當然甲狀腺非常複雜，其中還存在著一些比較難治的毛病。我遇到過一個病人，她的甲狀腺一直腫著。這家醫院說是甲狀腺炎，那家醫院又說是亞急性甲狀腺炎，也叫「亞甲炎」，換一家又說是「甲亢」，還有醫院診斷出來叫「喬本氏病」等等。甲狀腺的一大堆毛病都輪上了，雖然它不是癌，但就是怎麼治也治不好，很痛苦。後來我們想到，江蘇某地有一家醫院是專門治療甲狀腺的，積累了

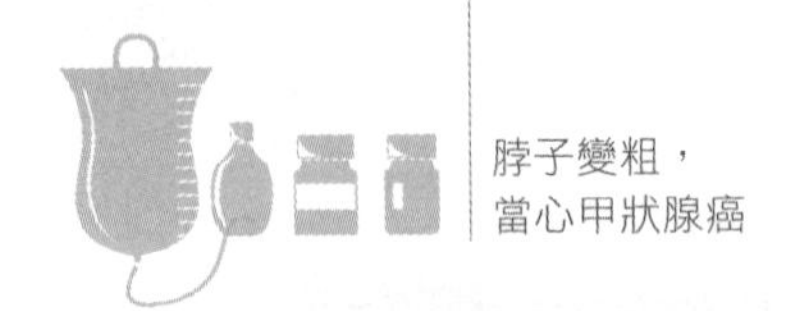

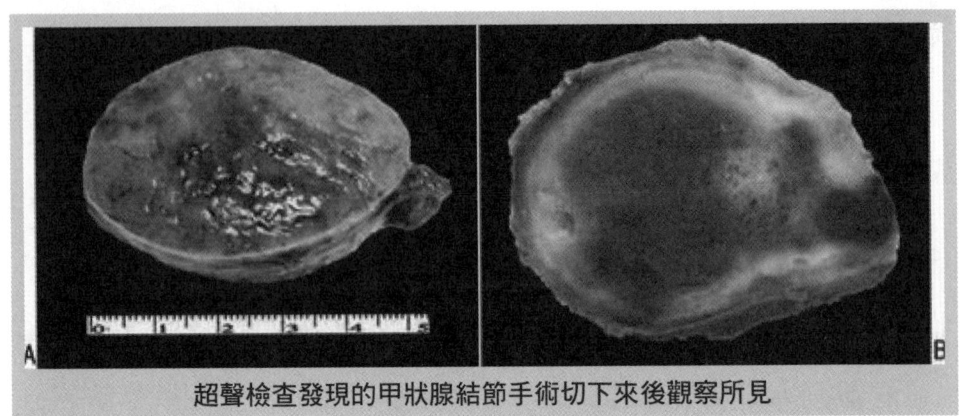
超聲檢查發現的甲狀腺結節手術切下來後觀察所見

甲狀腺各種疑難病症的治療經驗，那個病人倒是可以去那兒看一下到底是什麼問題。如果本身的診斷就錯了，總也治不好，就是情理之中的事情了。所以如果遇上總是治不好的情況，就要找專科醫院有經驗的醫生看。先搞清楚你到底是什麼病，不要治半天，根本就不是這個病。

最後，再回頭看甲狀腺癌：它和女性是密切相關的，特別是中青年女性要格外當心。這個甲狀腺癌雖然叫癌，但是不可怕，只要手術把它切乾淨，就不會再有什麼危險了，所以應該是屬於可治好的癌，這麼來認識就比較正確了。

白血病 其實也是癌

有一種腫瘤，這個詞大家都聽說過——白血病。很多人不會把它和腫瘤聯繫上，平時根本沒人會把它當成是腫瘤，更沒有把它當成是癌症。它是什麼腫瘤呢？是不是癌症的一種呢？

我要告訴大家的是，白血病真真實實的是癌症的一個典型類型，它是癌症的一種。

那麼為什麼這個詞大家聽起來不像癌症呢？

說到肝癌，大家一聽就知道是癌症。肺上的腫瘤叫肺癌，肝上的叫肝癌，腎臟上叫腎癌……那麼**白血病和什麼劃等號呢？答案是「血癌」**。它是血液的癌症，統稱叫白血病。可能大家會覺得叫血癌也不錯，可是偏偏在醫學上叫白血病，為什麼呢？

首先，**血癌可以理解為：血液的癌症。**

在幾百年之前，醫學還不發達的時候，人們發現正常人的血是紅顏色的。就是那種鮮紅一點、暗紅一點的，不管怎樣，它屬於紅色。可能有很多人都沒有思考過這個問題，血液為什麼是紅色的呢？

這是因為血液裡有一種細胞叫紅血球，紅血球在自然狀態下就是紅顏色的。而紅血球在血液裡所佔的量很大，所以看上去血液就是紅色了。

如果我們把血液裡的紅血球篩除掉，血液就會變成白顏色了，白顏色主要就是白血球了。

我們說白血病也叫血癌，實際上最確切的說法是白血球開始無限生長。其實肝癌、肺癌，都是不聽話的細胞亂長了，這叫癌。如果血液裡面的白血球亂長，就叫白血病。所以說，用「白血球癌」這個詞也不完全錯，都是屬於惡性的腫瘤。白血病的本質也是一種血液裡白血球的惡性腫瘤。

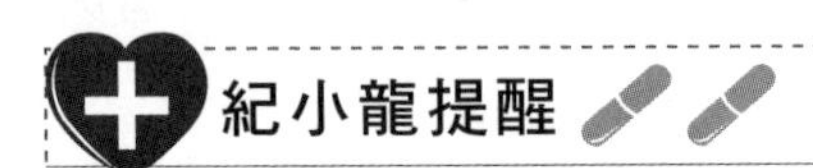

白血病雖然名稱中不帶「癌」字，但也是人體惡性腫瘤的一種，是由於病人血液中白血球不受控制、無限生長造成的。

白血球有惡性腫瘤，那麼紅血球有沒有惡性的呢？當然有。如果紅血球瘋長了，變成惡性的了，那個血液裡肯定是紅顏色的為主，所以這時候也可以叫紅血病，紅顏色的血液的毛病，也是紅血球變成癌了。所以白血病是屬於人體的惡性腫瘤的一種，是人體內的白血球像惡性腫瘤一樣，不受限制地生長，這叫白血病。

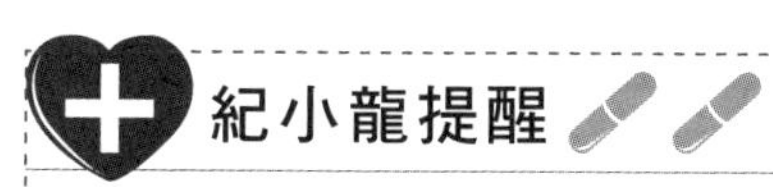

紀小龍提醒

發燒時，驗血查到的白血球數可以幫助我們判斷病情。白血球如果低於四千，可能是病毒性感冒，多喝水、多休息就會恢復；白血球大於 1 萬、小於 2 萬為細菌性感冒，可使用抗生素治療；白血球數超過 5 萬，要警覺白血病風險。

從正常人取一滴血，裡面主要是紅血球，也有白血球。我們去化驗，首先醫生經常要讓你去驗血，驗什麼呢？就看你紅血球有多少，一個正常的年輕人、成年人的紅血球大概有 400 萬到 500 萬（正常成年男子每立方毫米血液中平均約含紅血球 500 萬個，女子較少，每立方毫米約為 420 萬）。白血球是多少呢？白血球在每立方毫米血液中只有 4000 到 1 萬。相較而言，紅血球的數目要多得多。大概是有 100 個紅血球，才有 1 個白血球。

如果紅血球低了，那可能就要貧血了，這是紅血球的病。我們重點要談談白血球的病。**白血球正常範圍是 4000 到 1 萬。**如果低於 4000 了，說明白血球降低了。高於 1 萬了，說明白血球增多了。

告訴大家平時看病時候的一個基本常識：發燒了，到醫院去驗血，白血球是低於 4 千，在 3 千甚至 2 千多。這是由感冒病毒感染引起的，你在家躺幾天，喝點茶或者多喝點水，好好休息，過幾天就會好的。記住千萬不要吃其他的藥，吃別的藥都是白吃，也沒有用，它自己會好。

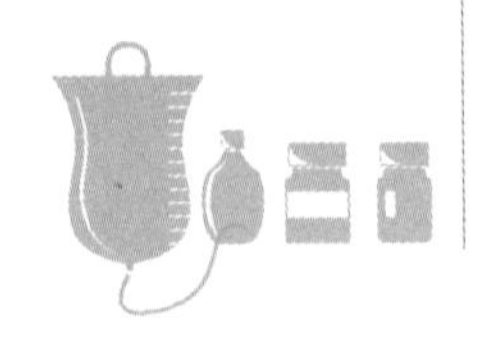

正常人血細胞技術正常值
紅細胞計數RBC(4～5) X 10^{12}/L
血小板計數PLT(100～300) X 10^{12}/L
白細胞計數WBC(4.0～10.0) X 10^{9}/L
中性粒細胞Neu(0.50～0.70)
嗜酸性粒細胞Eos(0～0.05)
嗜碱性粒細胞Bas(0～0.01)
淋巴細胞Lym(0.20～0.40)
單核細胞Mon(0.03～0.08)

如果你驗血的結果，顯示白血球的數量是 12000、15000 甚至 20000，這時候又說明什麼呢？說明你的發燒是由於細菌感染引起的，這種情況下，你就用抗生素，不管是口服、打針也好，輸液也一樣，這樣病就能好。如果不用抗生素，細菌感染後就會一直發燒，肯定在身體裡面的某一個地方有毛病了，很可能是扁桃腺炎，還有闌尾炎，或者還有可能是身體裡面哪個地方長了一個膿腫、膿皰，或者肺炎……這時你千萬不要害怕，這些都是由細菌感染引起的，也沒有多大的問題。

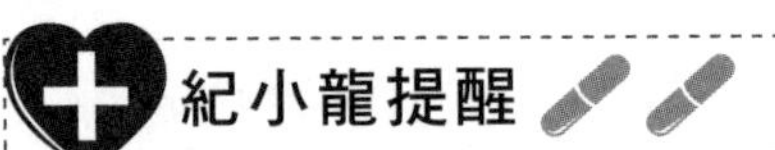

兒童如果臉色蒼白，尤其是嘴唇發白要特別當心，可能是血液中白血球過多造成的，這也是白血病的前兆，不要都當作普通貧血而不重視，最好去醫院抽血化驗看白血球數量。

但是，**如果你去驗血，白血球的數量驗出來是5萬，那就麻煩了。如果是10萬，那就更嚴重了。很可能就是白血球長癌了，也就是說白血球開始亂長、瘋長了。**如果白血球數目在幾萬以上，這是不正常的，這時候你就要想到：身體裡有白血病發生了。所以怎麼知道這是不是白血病？驗血是最簡單的方法。

我們都知道，白血球在血液裡隨著血液到處流淌，但是白血球是在哪兒製造，然後釋放到血液裡的呢？

首先，我們來談談白血球和紅血球的作用。

紅血球在身體裡是運輸氧氣的，而白血球則是身體裡面的「衛士」，它們像員警、士兵，在身體裡巡邏，是管「治安」的。那麼這些「軍警」的「警校」在哪呢？也就是說，白血球是從哪裡產生的呢？這個地方就是骨髓。

所以，真正的白血病，癌細胞不是在血液裡長出來的，白血球瘋狂生長的地方是骨髓，骨髓就像是癌細胞的「加工廠」，在那裡製造了大量的白血球，往血液裡釋放出來。然後驗血的時候，才驗出來是白血病，這才是白血病產生的真正原因。

說完了白血病產生的過程，很多人可能會有一個疑問，為什麼媒體上報導了那麼多白血病的病例，很多都是發生在小孩身上呢？

的確，兒童是白血病高發的人群。而且不僅小孩得病多，而且好像都發生在貧困兒童的身上。很多孩子從小就生活艱難，本來就窮，結果還得了白血病。這就導致了這些家庭更是傾家蕩產、雪上加霜。雖然說很不公平，但這是沒有辦法的事情。我們到現在還不知道原因是什麼，既然沒辦法控制，那怎麼在早期的時候怎麼發現、

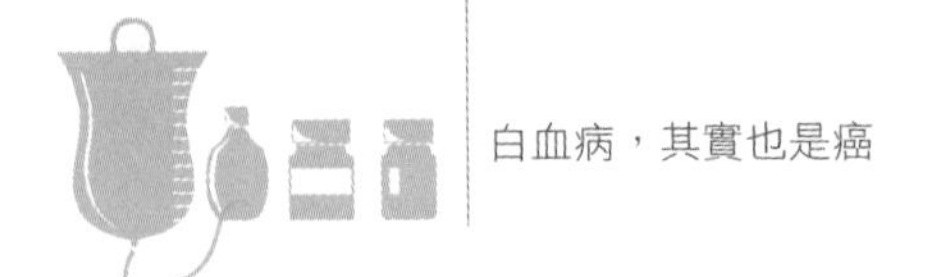

怎麼治療呢？

當然，想在剛開始的時候就發現白血病很難，也發現不了。因為產生癌細胞的地方在骨髓，是在骨頭裡面，所以發現不了。唯一的辦法就是驗血。所以，如果發現孩子的臉有點蒼白，特別是嘴唇、指甲這些部位，你就得多留幾個心眼了。因為正常人紅血球足夠多的時候，嘴唇等部位的顏色是紅的。如果孩子白血球過多的話，血液的顏色就沒有那麼紅了，顏色就變淡了，嘴唇的顏色當然也會顯得淡了。這是最初發現白血病的一個細微的方法。

所以要提醒大家的是，如果孩子臉色蒼白，你不要以為是貧血了，這跟貧血是兩回事。真正的原因是腫瘤性的、大量沒有功能的白血球到血液裡去了。那麼小孩子自己有什麼感覺呢？他也不會說出來有什麼感覺，所以這就要求家長平時要細心一點觀察。如果還不放心，就到醫院驗一下血，看看骨髓裡面是不是產生腫瘤了。

既然白血病這麼難被發現，是不是治療起來也很困難呢？其實並沒這麼可怕，白血病不像有些癌症那樣毫無辦法。**有 1/3 到 1/2 的白血病是能夠治療的，效果還不錯**。比如，透過化療可以將腫瘤細胞，骨髓製造的白血球全部殺死。那麼殺死之後，怎樣防止它再產生新的腫瘤細胞呢？有一個方法，那就是骨髓移植。

大家在媒體上也許見過海峽兩岸傳遞骨髓的事情。為什麼要跑這麼遠，從臺灣捐獻骨髓到大陸呢？這是因為要找到和病人能完全匹配得了的新骨髓，是一件很難的事情。只有找到完全配得上的骨髓，然後才可以做骨髓移植。

不過，一旦骨髓移植成功了，病人就可以完全治癒了。所以白血病並不是治不好，可能病人得有一點經濟條件，因為做骨髓移植要花很多錢。

那麼為什麼說白血病的病根在骨髓呢？首先紅血球在血液裡能活 120 天。120 天之後，紅血球就死掉了，這時候新的紅血球就會補充進來。所以血液裡總是有老的細胞死掉，新的細胞來補充。這個新的細胞是哪兒產生的呢？還是在骨髓，所以骨髓是一個「工廠」，總是給血液不停地輸送「新產品」。白血球在血液裡工作能做多久呢？ 10 ～ 14 天。10 多天以後，它就老死掉了。所以骨髓又要產生新的白血球，以此來保持 4000 到 1 萬的數目。

說到這裡，你可以明白，白血病為什麼會產生了。骨髓一刻不停地產生新的細胞，去替換血液裡面老去的細胞。如果總是給骨髓刺激，叫它使勁幹活，終於有一天，它忍受不了啦：「你叫我給你使勁幹活，是吧？我不幹了！」它「心情」一不好，馬上就變成腫瘤了，這時候就會有大量的白血球產生了。

說到這兒，有一個現象要提醒大家：**你居住的環境裡總是有骨髓傷害的因素，它們刺激著骨髓，損傷著骨髓。**比如裝修的因素，現在裝修的材料要正規多了。在 20 多年前，那時候沒有人管，也不去檢測，也不知道裡面有什麼東西。所以不管是在家裡，或者是辦公場所，剛裝修的房間裡很可能有很多有毒物質，骨髓就會不停地對抗這種損害，產生大量的新細胞。產生很多以後，終於有一天，它管不住了，就產生大量的白血球。這也是白血病的發病的因素之一，我剛才已經講了，它看起來在血液裡，實際上真正的部位在骨髓，應該這麼來理解。

剛才談過，有 1/3 還多的白血病患者治療效果很好，那為什麼有些能好，有些好不了呢？這主要是由白血病的類型決定的。

白血病有很多類型，簡單地分，有急性和慢性。小孩子主要是急性的，急性的治療效果比較好。而成年人發生的主要是慢性的，慢性的效果就比較差了。

然後按細胞分，白血球中有淋巴細胞。如果是淋巴細胞引起的，那就是急性的。這樣的治療效果會好一些。所以如果診斷為白血病了。第一步就要知道是不是白血病，第二步，如果確實是白血病，那是屬於可治的，還是屬於不可治的？這是需要大家瞭解的。

現在有人提出了這樣一個治療白血病的方法。大家知道胎盤吧？胎兒在子宮裡面生長，他們的血液主要靠胎盤跟母體交流。所以有人就建議，小孩生下來以後，父母應該把胎盤裡面的血液收集起來。**胎盤的血又叫臍帶血。裡面含有大量很早期的、功能很強大的造血細胞。它們的生長能力、造血能力都很旺盛。**

臍帶血不僅量多，而且很容易保存，放 100 年沒事。如果生完孩子，臍帶裡含有的血不保存的話，倒掉就倒掉了，也就浪費了。如果我們把它存起來，**小孩長大後，假如得了白血病，還可以用自己當年出生時候的臍帶血，去做骨髓或者臍帶血移植。**那麼他不就不怕白血病了嘛。

這個想法是很好的，理論上也是成立的，而且也有人在做這件事。可是做著、做著就發現了，這個方法也是有缺陷的，就是它的投入和產出比很不協調。也就是說，你花的這個精力和代價為每個人存血，哪裡有這麼大的房間來裝這麼多的血？更何況還要保存這麼多年，保存的費用也會很大，誰來出呢？即使有地方放，有人出錢。可是你收集了 100 個人的胎盤血，到最後真正得白血病的人又是屈指可數，因為多數人是不得白血病的。也就是說，絕大多數人不值得做這件事，我覺得這個方法顯得有點笨。

話又說回來，如果這個家庭的經濟條件比較寬裕，有能力花這筆錢，為他們的孩子存一份臍帶血，我認為倒是可以考慮。如果你有臍帶血在那兒存著，以後萬一發生什麼問題，還有強大的造血細胞在那備用著呢！那真是不幸中的萬幸啊！

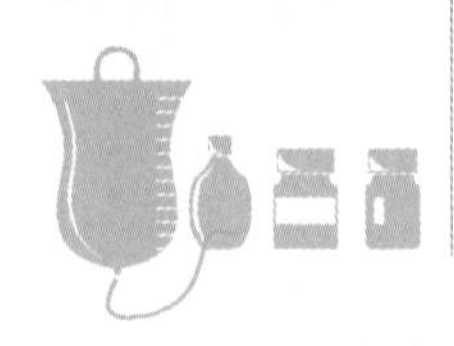

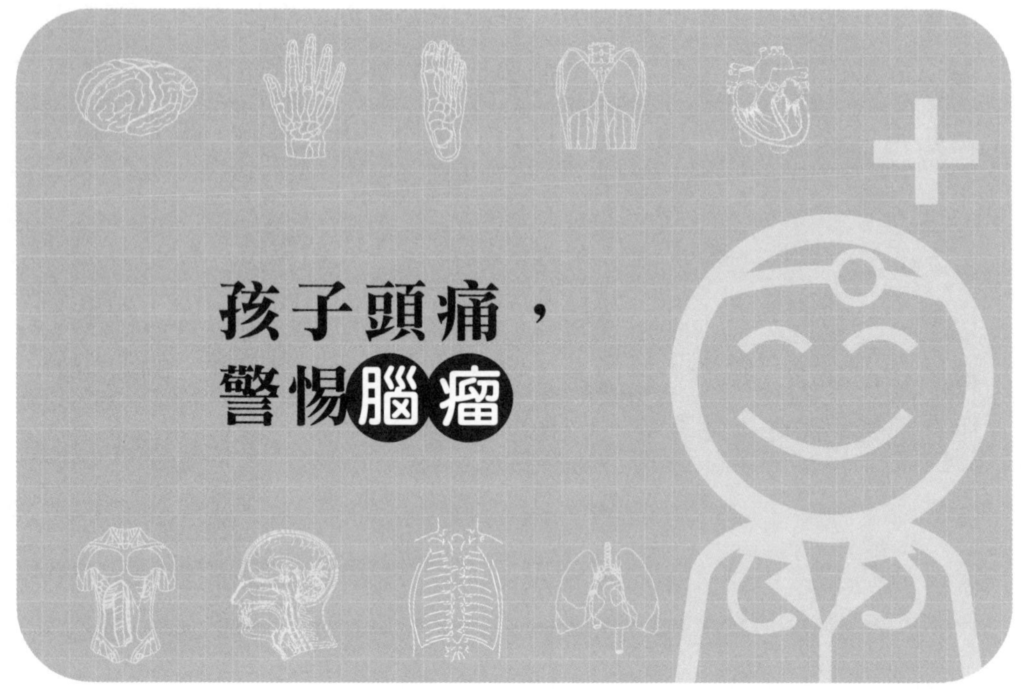

孩子頭痛，警惕腦瘤

現在，人們都「聞癌色變」，都想離得越遠越好。有些特殊部位的腫瘤，人們的瞭解更是少之又少。再加上誰也不知道這些腫瘤最後會悄悄降臨到誰的身上，更不知道會在什麼時候降臨，這種不可預見性，讓這些特殊的腫瘤變得格外可怕。

下面要講的就是這樣一種腫瘤，目前醫學對它瞭解得也很少。它不像肺癌、肝癌、腎癌那樣常見，它發生的部位比較特殊——腦袋，或者說是頭顱、神經，這就是腦瘤。

要瞭解這個問題，我們就要先知道人體的腫瘤可以分為良性和惡性兩大類。其中，惡性的腫瘤都被稱為癌，良性的就不能叫癌了。比如：如果發現骨頭有良性的腫瘤，就叫骨瘤，發生在肌肉上的良性腫瘤叫肌肉瘤，發生在神經上的叫神經瘤，發生在脂肪上的叫脂肪瘤，發生在纖維上的就叫纖維瘤……良性的腫瘤是發生在什麼地方，就叫什麼名。

那麼有人會說，腦部的腫瘤既然叫腦瘤，那應該是良性的啊？

確實是這樣。**腦瘤細胞不像惡性癌症的細胞那樣會到處跑，不會跑到外面來。**肺癌、肝癌都可能會轉移到身體其他部位，但腦瘤既不可能轉移到肝上，也不可能轉移到肺上。所以腦子的腫瘤本身並不是癌，多數並不是惡性的。

既然腦瘤是良性的，還會死人嗎？

大家可以仔細想想，腦袋外面是什麼？外面有一層硬硬的頭蓋骨，頭顱的顱骨很硬。腦的組織都被包在硬的骨頭裡面，它被封住了，所以跑不出來。本來腦子裡已經裝滿腦漿了，如果這時候再長一個瘤，而且這個瘤子越長越大，後果當然不堪設想。它會壓住患者的腦組織，腦子沒地方去了怎麼辦？最後它會把腦子中負責心臟跳動、指揮呼吸的那個中樞地方都壓住，出現了這種情況，很可能就會喪命。因為腦子裡面沒有空間。它不像胃、腸、胸腔裡面都相對有一些空間，如果長一個瘤子，它在裡面有地方待，不會一下子讓人死亡。而腦子就不一樣了，瘤子越長越大，離死亡也越來越近。

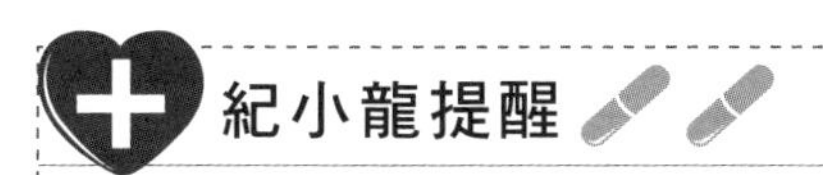

腦瘤雖然是良性腫瘤，但如果任其生長，就會壓迫顱腔中的腦組織，最終導致死亡。

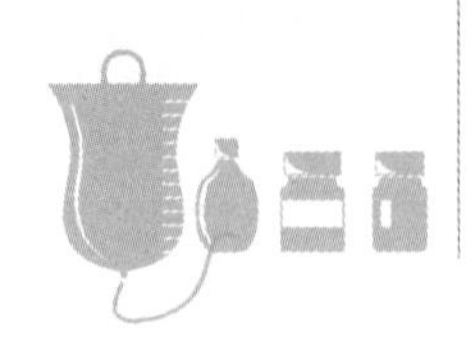

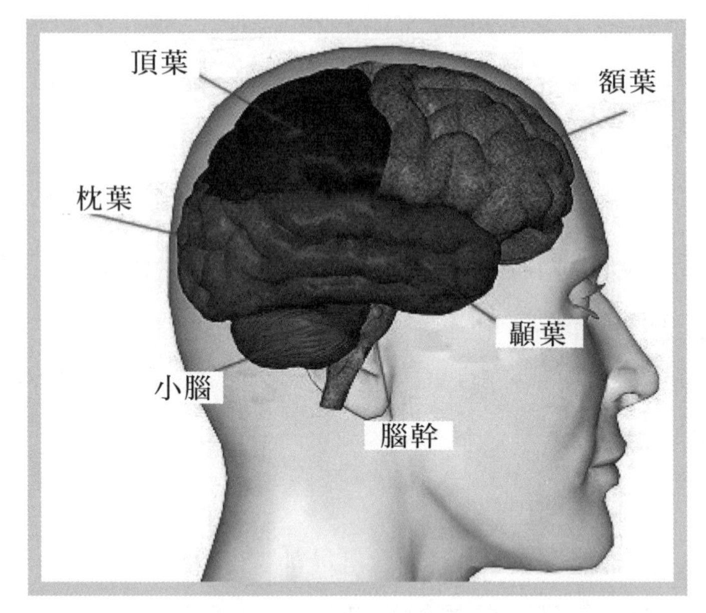

所以，腦子裡的瘤雖然叫腦瘤，它不是癌，但是它同樣會奪人性命。道理就是由於腦殼外面的骨頭——顱骨很堅硬，所以這就是腦瘤不是癌，但是一樣會死人的道理。它的部位太特殊、很特別，這是要提醒大家的。

腦瘤雖然會致命，但是也不用太害怕，它到底能不能治呢？**其實腦子的腫瘤也主要分兩類。**

第一類是開刀就可以治好的。這樣的腦瘤不用怕，只要手術打開來，把瘤子切掉就好了，一輩子都會沒事。比如腦膜瘤，它長在腦子外面膜上，多數是能切乾淨的。還有一些聽神經瘤，只要做手術，也能夠完整切除。這樣的瘤子完全不用太擔心，是屬於「聽話」的腦瘤。

還有一類，即使手術治療過了，它也是治不好的。這種腦瘤會一個勁地長，手術的作用只是把長的瘤子取出來一些，讓它不要去壓迫腦子，減輕腦子的壓力。但是儘管這樣，它還是切不乾淨的。而且瘤子雖然不會跑到腦子外面來，但是會像撒芝麻一樣撒在腦子裡面，怎麼切都不會切乾淨。這種腦瘤很讓人「惱火」。

讓人「惱火」的瘤子會長在腦實質裡面，長在腦髓。腦髓是什麼樣的呢？就像豆腐腦一樣，所以一旦它散在腦髓裡面，就沒有辦法把它切除乾淨。因為醫生在裡面畫不出一個圈，它也不在膜上面，沒有一個明顯的界限。所以腦外科醫生開刀的話，只是把腦袋上的骨頭揭開一塊打個洞。然後把瘤子那個地方吸出一點，減少腦部的壓力。

說到這裡，還得提一個問題，就是平時我們去醫院找外科醫生，如果見到的是腹部外科的醫生，也就是在腹部開展手術的，我們也許會覺得這個醫生的本事不是很大；如果是胸外科的醫生，也就是開肺、開心臟的，你也許會覺得這個人的本事應該大一些，如果看到的是腦外科的醫生，很多人覺得他的本事就很大了。如果你這樣認為的話，那就大錯特錯了。

其實，腦外科手術並不是和大家想像的那樣特別高深。開刀就是老一套：把頭皮劃開，在顱骨上鑽四個眼，然後每兩個眼之間鋸一下，這樣四條線就可以把顱骨揭開一條線出來。然後把腦子裡面長瘤的地方用手術器械把它吸掉一點，然後再關上，就這麼簡單。所以，腦外科並不是大家所想像的，要求醫生的技術有多高，其實是比較容易處理的。

我剛當上醫生，到腦外科實習的時候，每天都做這些活，很簡

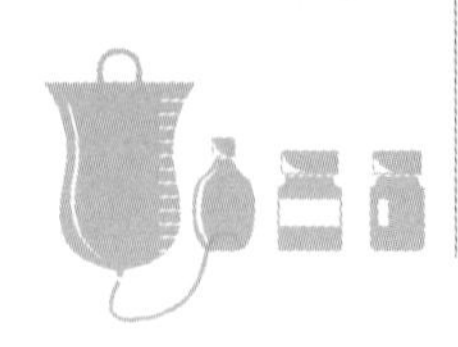

單。當然，裡面深入的還有很多內容，只是相對比起來不是那麼複雜。它的技術在哪兒呢？技術就是既要把瘤子吸得差不多，又不能讓人主要的腦子的功能受到損害。也就是說要把握住：既不過，又不欠缺。

腦子裡的腫瘤，有一部分透過手術是能夠切乾淨的，主要的就是腦膜瘤。

腦膜瘤關鍵要看長在什麼位置上。如果長在腦子的表面，也就是說，把骨頭一撬開就能看見的那種，就切的乾淨。可是如果腦膜瘤長在你腦子的深處，就是你鼻子、咽部的上面。那個地方打開來是看不見的，你僅僅靠掏也掏不乾淨。這樣的話，腦膜瘤就切不乾淨，它還會長。

我身邊就有一個真實的例子。有一天，我們醫院的外科主任突然開始頭痛了。他告訴我：「頭痛大概有一個多月了！」最後，經過檢查發現是腦膜瘤。我建議他：「那就開刀吧！」後來，做手術成功地切下來了。等他出院了，我跟那個主任說：「腦膜瘤沒事的，能夠切乾淨。」可是不到半年他又復發了，「那就再開第二次吧！」所以主任又去開刀，開完又沒事了。可是，就是有這麼倒楣的事，過了不到半年的時候，他又復發了。他反覆復發的原因是什麼呢？其實，主要就是剛才說的：腦膜瘤如果長的位置很好開刀，一進去就能看得見的話，切的乾淨沒事了。就怕它長的位置太深。你切是切不乾淨的，它還會再長。你不能總是開刀吧？我們醫院的那個主任，最後還是沒有能夠再開成，兩年後還是去世了……所以**腦膜瘤本身不是惡性的，多數是可以治好的。但是長的位置很特別的，切**

不乾淨還是有生命危險的。

第二種是在腦子裡最常見的瘤，我們叫它膠質瘤。

膠質瘤長在腦髓的裡面。打個比方：就像豆腐腦一樣，瀰散在腦髓裡面。分也分不清哪個地方是瘤子，哪個地方是正常的腦組織。都是「你中有我，我中有你」了。膠質瘤是很難把它切乾淨的。

膠質瘤在醫學上分為四級：如果是一級的，手術切掉以後，不用照射也可以治好。二級的，就需要在手術切除後，再加一點放療照射，效果會很好。如果是膠質瘤是三級、四級的，放療照射的效果就差很多了。因為它長得快。手術後還不到1個月呢！就又長起來了。這種情況下，不能總去吸它吧？所以說腦瘤本身不是癌，但屬於哪一種一定要搞明白：是屬於可以治好的，還是屬於治了以後效果好的，還是屬於根本治也治不好的。

我曾經遇到一個兩歲多的小孩，這個小孩總是頭痛。所以家長帶他到醫院去看病。醫生發現孩子的腦子裡面長了膠質瘤，就透過手術把瘤子切除了。這個醫生還不錯，他知道這個膠質瘤切不乾淨，瘤子還會長出來。那他怎麼辦呢？他不但沒有幫他補好顱骨，也沒有幫他封住，就只是把頭皮縫了。因為顱骨上面的骨頭沒了，所以小孩的腦袋上有一塊表面是軟的。就這樣，瘤子很快就長了出來，越長越大，長到什麼程度？把整個頭頂鼓出來一個包，鼓的高高的，有一個小饅頭那麼大。雖然不會馬上死人，也不耽誤小孩玩耍，但家長很心疼，也還是要治的，就想盡各種辦法帶他治療。治到最後頭皮爛了，都已經能看見瘤子長起來了。然後爛掉一塊，再長起來。長起來後，再爛掉一塊……但是最後，那個小孩還是死了，因為腫瘤長得太大了，皮都爛了，不光往外長，裡面也長。

這個病例告訴我們：**腦子的腫瘤，要讓它有一個空間，讓它往外長。這樣腫瘤不會壓迫管心跳、管呼吸等等一些腦子的重要中樞部位，他就可以活下來了。**對於這個高發於兒童群體的膠質瘤，一定要搞清楚什麼是可以治的，什麼是不可以治的，這樣家長才會知道怎麼處理才會更好一些。

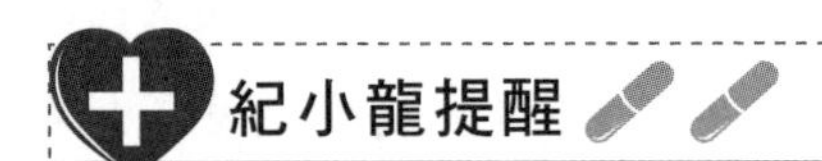

紀小龍提醒

少年兒童比成年人更容易得腦瘤，如果孩子出現頭痛症狀，家長一定要高度警覺，盡快帶孩子到醫院進行檢查。腦瘤的表現是：持續不斷地感到頭痛，並且越來越嚴重。

前面已經提到過，白血病是小孩子最多見的惡性腫瘤，兒童高發的第二位腫瘤就是腦瘤。孩童時期是腦瘤的高發時期，而小孩的腦瘤在高發年齡階段，多數又是不好治療的，不是手術能夠切除乾淨的。現在不少家庭是獨生子女，一旦孩子真得了腦瘤，整個家庭都會陷入悲傷。所以看來事情越來越麻煩了，我們就沒有什麼辦法嗎？

首先我想提醒大家，腦部的腫瘤很早的時候就會有預兆，是有感覺、有症狀的。

我在醫院裡面也看到，很多家長也在關心這件事。但是，他們有時候想不到，想到了的時候又不太懂，所以往往把孩子的病情耽誤了，這就很可惜。所以父母必須要懂點基本知識。什麼知識呢？

比如，腦子裡面長瘤子了，大家想想看，腦袋本身沒有空間，卻又要受到瘤子的擠壓、壓迫。這時候一擠壓，就會產生頭痛感覺。所以大家千萬要關注小孩出現頭痛的狀況，因為小孩不會說假話不會欺騙，更不會無中生有。如果小孩說頭痛了，那一定是有問題。

有人也許會問：「這種頭痛有什麼特點呢？那種今天痛、明天好了的頭痛，還是不是腦瘤的預兆呢？」

因為瘤子在裡面長著，已經壓到腦子外面和顱骨之間的這個膜。壓到這個膜，他就會頭痛。所以小孩一旦出現頭痛了，你一定不要以為：「這是常見的，過兩天就好了，沒什麼大不了的，不需要大驚小怪！」這可就錯了。一旦小孩出現頭痛，一定要去醫院認真的檢查。有的家長這時只會帶孩子去專門治療小孩發燒感冒的內科，他就想不到頭痛的原因可能是腦子裡有東西！腦外科的醫生有這個警覺，但是其他科的醫生，尤其是一些沒有跟腦外科接觸過的醫生，他們不明白這個道理。所以就會把這種頭痛當一般的病治療，這不就又耽誤了嗎？如果等到瘤子都長大了，這時候再去看就已經來不及了。所以腦外科的病人裡面，如果有小孩的話，很可能有一部分已經耽誤了，由於家長不明白病情，不懂基本知識造成這樣的後果，很是可惜。

所以，**想要預防腦瘤，必須要知道：頭痛是很大的預兆**。腦子長瘤的症狀都一樣，首先表現就是頭痛。這種頭痛是不能停止的，剛開始輕，後來越來越重，越來越明顯，而且不能中斷，不能完全消失的，這樣的頭痛一定要注意了，才能早一點發現孩子腦子裡的腫瘤。

我們再來總結一下，腦子裡的腫瘤如何治療？首先，如果是屬於手術能夠完全切乾淨的，它就是可以治好的。因為它不是癌，它不會到處跑。如果是那種切不乾淨的就很麻煩了，只能讓腦外科醫生把它多吸一點出來，讓它壓力不那麼大，不要再頭痛，剩下的就有各種其他的方法了。

對付腦瘤還有一個方法——加馬刀治療。加馬刀不是真正的刀，它是一種放射線。透過放射線來照射，就不會像開刀那麼痛苦了。這樣的話，手術加上放射治療，效果還是很好的。比如，有一些如果手術切掉了主要的腫瘤，剩下的用放射線去照，效果也很好，基本上還是可以治好的。

大家看看，這個腦部的良性瘤，說簡單也簡單，但是如果不注意，就很危險。我們對它要有一個清楚的認識。它和肺癌、肝癌、腎癌等不一樣，有自己獨到的特點：外面是一個堅硬的腦殼，一旦裡面長東西了，壓力就會加大；一旦壓力加大，就要引起頭痛。腦子長腫瘤是兒童高發的腫瘤，僅次於白血病。所以家長要關心、要注意、要有基本知識。這樣才能對小孩早期的頭痛問題有一個瞭解。另外，手術開刀能夠治好一部分腦瘤，治不好的、手術切不乾淨的部分還可以做放射治療，但也有 1/3 的腦瘤，透過照射可能沒有效果。這些就是腦瘤的基本特點。

孩子腿痛，當心骨癌

人們聽到惡性腫瘤，都會感覺很沉重。其實也有一些方法，可以讓你不被癌症「糾纏」，即使是被它纏上了，也可以解決。大家要知道這些基本的知識，就能避免不必要的損傷、少走很多彎路。

還是拿兒童做例子，為什麼呢？天真爛漫、活潑可愛的小朋友得了惡性腫瘤，而且還在威脅生命，這是一件很悲慘的事情。前面提過，威脅兒童健康的「腫瘤殺手」，位於第一位的是白血病，第二位的是腦瘤。下面要講的還是和兒童有關的，它是兒童「腫瘤殺手」的第三位，它就是骨癌。

為什麼會是骨癌呢？我們先來想一想，兒童的哪些部位發育旺盛呢？首先，小孩子造血功能很活躍，所以很容易有白血病。其次

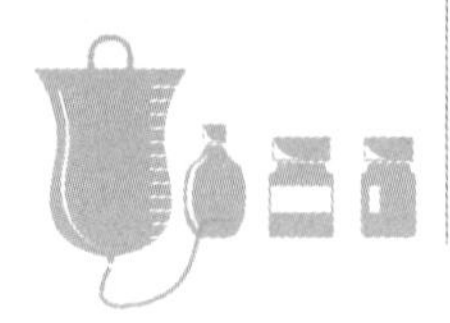

他們的腦子發育也很旺盛，所以也容易產生腦瘤。小孩還有什麼地方是發育最旺盛呢？當然就是骨頭。因為孩子要長高、要發育，骨頭也是很關鍵的部位，細胞生長很活躍。像骨頭、頭腦、血液這些活躍的地方，也正是腫瘤容易發生的地方。

所以，**下面要講的就是和孩子身體長高有關係的，我們叫骨頭發生的惡性腫瘤，醫學上專門的名稱是「骨肉瘤」，骨頭發生的一個肉瘤。**

骨肉瘤平時也被稱為骨癌。骨肉瘤也是惡性的腫瘤，雖然長在骨頭，但它可能會跑到身體的其他部位，一般都轉移到了肺。

我們醫院的病房裡收治了很多末期的腫瘤病人。如果病人已經60多歲了，或者年齡更大，我去查房談到他的病情，我會很坦然。因為做醫生時間長了，不會投入那麼多感情，也可以說是「麻木」了。我會覺得一切按照規章制度來做就對了，既然知道他活不長，最好還是和他推心置腹地把真話說出來。可是，和病人打交道的時候，有一種病人，我是最不忍心見到的，他們會讓我很害怕：這就是得了骨肉瘤的小孩子。

這些孩子是這麼小，這麼天真浪漫，他自己還不知道自己得了什麼病。有的時候，孩子會問我：「爺爺，我還能上學去嗎？」你說我怎麼回答他？如果我照實說：「你活不長了，你只能活幾個月了，你很快就要和這個世界告別了。」我怎麼能說出這樣的話呢？我實在是不忍心。如果是個成年人我能說出口，因為他的人生已經很豐富了，該經歷的都經歷了。聽到這些話，他也許能夠承受。可是孩子還對未來的人生充滿嚮往。

如果我不照實說，對他隱瞞了真相，我說：「可以！你很快就可以去上學了！」那等到他到了人生的最後階段，發現自己上不了學了。他就會知道：「這個爺爺是騙子，他欺騙了我。」這對他更是一個創傷。

所以遇到這樣的兒童，我都會左右為難：到底和他說真話呢，還是說假話呢？所以我在查房的時候，遇到骨肉瘤末期的小孩，我就想躲。可是很多時候是躲不掉的。可想而知，骨頭上長的惡性腫瘤，給小孩和家庭帶來的是多麼沉重的打擊。有的家長你和他溝通下，他可以勉強接受；有的家長，你怎麼跟他說，他都不死心，他還是想盡辦法要給孩子治療。**可是對於晚期的骨肉瘤，沒有好辦法能去治療。**

為什麼無法治療呢？先來看看骨肉瘤生長的位置。它很容易長在膝蓋的上方或下方。2、30 年前，醫療水準比較低，如果發現是骨肉瘤，肯定是要截肢的。不過現在醫療水準提高後，我們發現鋸了腿和不鋸腿的病人，他們活的時間沒有多大差別。所以還去截肢幹什麼呢？現在很少有人會因為骨肉瘤做截肢了。只要將腫瘤切除，然後再用其他的方法。

截肢有時候不但不能治病，還會給患者在心理上造成很大的陰影。當年，我們村上和我一起去當兵的人有 4 個。那個年代，大家都以為當兵是要遠離家鄉，去了就很難回來。所以其中有一個人在當兵的前一天舉行了婚禮。等我當了 4 年兵，第一次回家的時候，才聽說他那個年輕的妻子因為骨肉瘤，把腿給鋸掉了。我看到她拄著枴杖痛苦的樣子，真是不忍心。可是沒過多久之後，她還是去世了。這就是骨肉瘤的嚴重之處，一旦發現它轉移了，尤其是轉移到肺上，再去做截肢，再去做治療，也沒有多少效果了。所以及時發現，對治療骨肉瘤很關鍵。

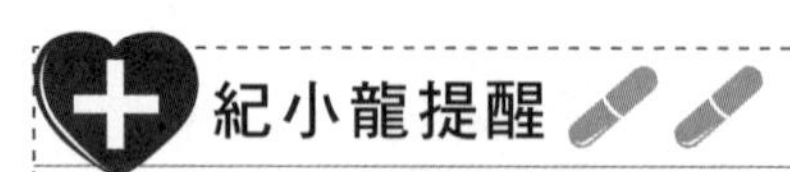

兒童骨癌痛容易被家長當作撞傷痛而忽視，錯過最佳治療時機。但兩者有細微區別：如果是撞傷，開始疼痛比較劇烈，後面會逐漸緩解；但如果孩子腿痛的不嚴重，卻總是感覺到

怎麼樣才能及時發現骨肉瘤呢？一定要切記：要多關注小孩說的話。

小孩子都很喜歡玩，經常跑、跳。所以，如果有的時候聽到孩子說他的腿痛，那就要注意了。你可能會以為他是在玩的時候摔了或者碰了。你的這種想法有時會是錯誤的。為什麼呢？孩子腿的骨頭長得很快，會導致他膝蓋上下有疼痛感。但是那個疼痛是很暫時的，也很短暫。但是，如果他骨頭裡長瘤子了，那會是什麼情況呢？

你可能不太熟悉人的骨頭，但豬的骨頭大家都見過，它們的結構是一樣的：骨頭的裡面是鬆的，是鬆骨質。但是外層是一個很硬的殼，如果骨頭裡面長瘤子，只要稍微長一點，就會壓外面這個殼，壓力一大就要疼痛。所以如果小孩說腿痛，雖然痛得不嚴重，不是痛到那種走不了路的痛，但是一直得不到緩解。那麼，做為家長就要注意了，這就一定有問題了。

家長千萬不能想當然，不要以為孩子的腿痛是因為活動多了或者摔了。但有的時候確實是有巧合，好多這樣的例子。有的孩子確實把腿摔了，然後一直痛。過了好長時間，疼痛都沒有緩解，這個時候家長才帶過去檢查，結果卻發現是骨肉瘤，這種情況也很多。

任何骨肉瘤都不是一兩個月就長出來的，家長一定要及時帶孩子檢查。如果發現得早，瘤子還在骨頭裡面，沒有轉移出來，這時候可以做手術把它切掉，然後再用藥物治療，這也是有效果的。不少骨肉瘤病人，儘管瘤子轉移了，但是存活兩三年還是有的。不像以前，轉移以後再怎麼治，也就能活幾個月到一年。

那麼，**難道骨肉瘤不但沒有好辦法治療，也沒有什麼更好的方法能夠及時地發現嗎？實際情況確實是這樣。**所以家長一定要關注孩子的表述。關注他的骨頭哪個地方痛，哪個地方不舒服。如果出現了這樣的情況，家長就要及時的帶他去檢查。這樣才能及時發現，為治療爭取到寶貴的時間。

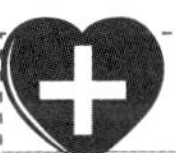

紀小龍提醒

如何發現骨肉瘤？

方法：X光、CT檢查。

檢查對象：長期腿痛，而且晚上加劇，越來越嚴重的人。

檢查提醒：先做X光，如果查不出問題，再進行CT檢查。因為普通X光只能發現比較大的瘤子，CT檢查更精確。

骨頭腫瘤怎麼檢查呢？

骨頭腫瘤的檢查方法比其他癌症要簡單得多。像胃癌要做胃鏡，

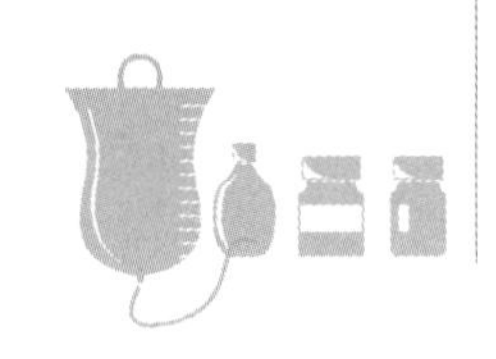

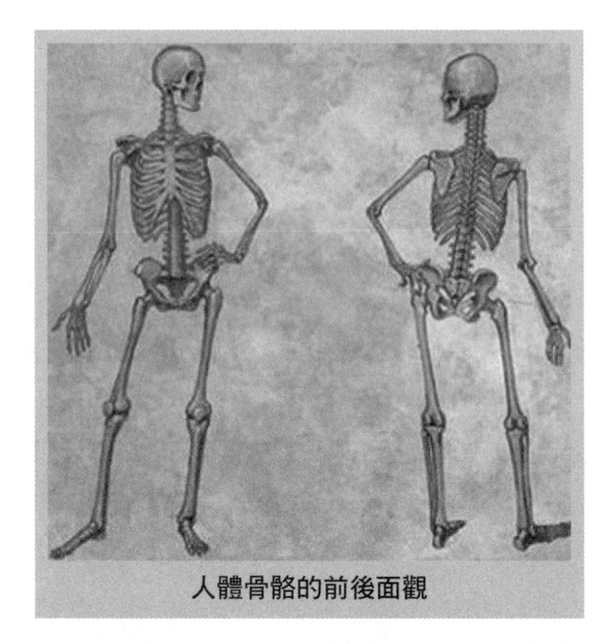

人體骨骼的前後面觀

腸癌要做腸鏡，肺癌要做 CT，乳腺癌要去檢查，要去摸，肝癌最少也要做超音波才能發現。檢查骨頭有一個最簡單的方法，就是拍一張 X 光的片子。

X 光是一種放射線。比如你的手放在 X 光線下，X 光從上面穿透，下面放一個膠片（當然現在都是數位化的螢光幕，不一定看膠片了，在電腦上都能看到），因為骨頭裡面含有鈣質，它比較堅硬。射線穿透的時候，比穿過軟的肌肉的密度要高，所以穿過去的射線就少。而有肌肉的地方軟，穿過去的射線就多。也就是說，骨頭外面是一層皮質，是很硬的。中間是鬆質，是軟的。所以穿過去的射線又是不一樣的。

照一張 X 光片就能看到：骨頭裡面要是長瘤子的話，它會把骨頭「吃」掉，會在上面打個洞，或者少一塊。這樣的話，照個片子

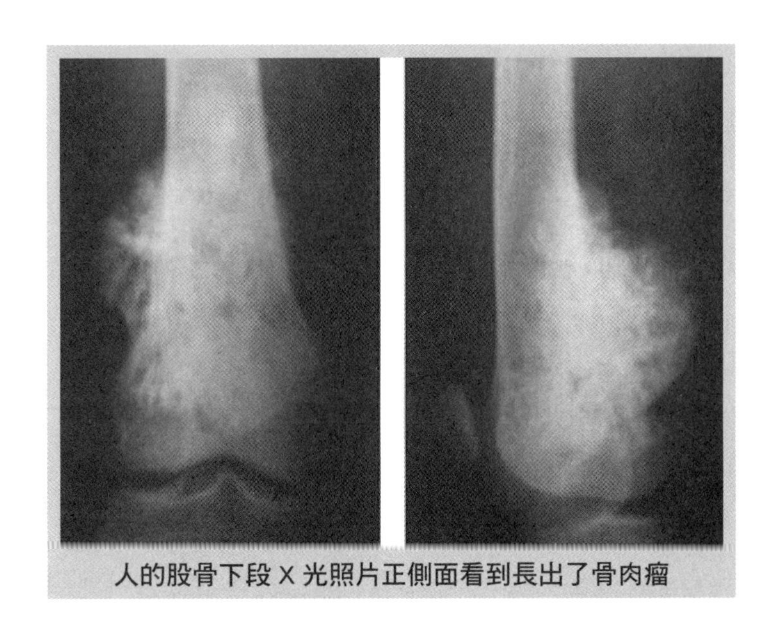
人的股骨下段 X 光照片正側面看到長出了骨肉瘤

就能看見，所以檢查的方法比較簡單。

但是，小孩子早期腿痛的時候，給他去拍一個 X 光片子，但是片子上說沒毛病，不過他還是痛。這時候怎麼辦？不要以為都拍了片子，就肯定沒有問題，不可能有腫瘤，這是不對的。拍 X 光片的時候，骨頭是一個立體的，就像是棒棒一樣的。你照在一張平片上，骨頭又整個重疊在一起的。所以如果腫瘤只在骨頭上長了一部分，還沒有全部都長瘤子，你照的片子，就很可能把影子合在了一起，並不一定都能看出來。

現在還有什麼辦法呢？那就是 CT 檢查。CT 和 X 光片就不一樣了。X 光片把整個骨頭都合在一起了，照在一個面上了。如果骨頭只有一部分被破壞，影子都重疊在一起，會被掩蓋掉。而 CT 不一樣，CT 是一層一層的。打個比方：就像你切西瓜的時候，如果你把西瓜一刀一刀地切開來，裡面第一層有幾個西瓜籽就能看見。如果你不

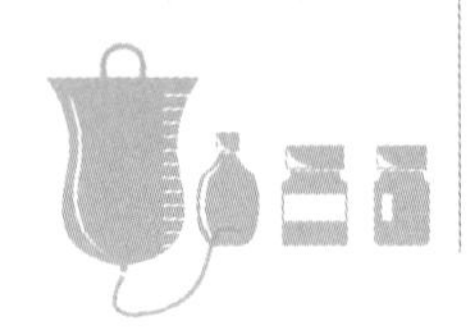

切開，都合在一起，就很難看出到底有多少西瓜籽，就這個道理。所以孩子說腿痛，照了一個平片沒有發現什麼問題。可是他還是痛，尤其是晚上他會說腿痛，越來越嚴重。這種情況下，就得趕快做一個 CT。如果做了 CT 檢查，一層一層地看下來，大半部分是好的，只有這一小塊有瘤子了，而且透過 CT 還可以看到瘤子有多大範圍，有沒有往外長，有沒有把骨頭撐破，這些都能清楚地顯示出來。這樣才能更好地對骨肉瘤進行診斷。

這就是要提醒大家的：要想發現骨頭的腫瘤並不難。檢查的方法也比較簡單直接。所以在骨肉瘤方面，小孩一旦有症狀，家長要充分注意。去給他照一個 X 光平片，即使沒有發現什麼，也不要就認為什麼事都沒有了。如果還是很疼痛，而且得不到緩解，就要做一個 CT 掃描。這樣就可以一層一層地把骨頭清楚顯示出來。即使是再小的瘤子也能輕而易舉地發現。

我已經講了，**小孩子的惡性腫瘤最多見的是白血病，第二位是腦瘤，第三位是肉瘤，主要是骨肉瘤**。並不是說骨肉瘤只發生在小孩身上，或者青少年身上，而是說青少年的骨頭發生惡性腫瘤的機率比較大，比成年人多。**但是在成年以後，從中年到老年，骨頭都可能長惡性腫瘤**。骨頭長的惡性腫瘤有很多名字，大家不一定要記那麼多。但是只要是骨頭裡面長的惡性腫瘤，我們通稱為骨癌。

小孩主要是患骨肉瘤，那麼，**成年人患的瘤叫什麼呢？叫軟骨肉瘤，還叫骨髓瘤，或者叫骨的惡性纖維組織細胞瘤等等**。這些都是骨頭裡面的惡性腫瘤，通稱為骨癌。所以歲數大的人，無論是中年、壯年、老年都可能患有這種惡性腫瘤——骨癌。

那麼，骨癌的患病表現是什麼呢？

跟小孩患病是一樣的，都是骨頭裡面會疼痛。因為外面是硬硬的骨頭，裡面是鬆軟的，它要長瘤子都是從骨頭開始長，會使勁把骨頭內部撐得壓力足夠了，然後把骨頭外面這層硬的骨皮質穿一個洞，再轉移到骨頭外面去。剛開始的時候，一定是骨頭裡面壓得疼痛。

對成年人而言，關注這些問題也是很有必要的。**我們發現成年人骨頭的惡性腫瘤，一開始都是膝關節疼痛，很多人認為是得了關節炎**。還可能是胯部的腰痛、腿痛，這又會被誤認為是腰腿痛、關節痛。骨肉瘤就這樣被忽略了。等到瘤子都長破出來了，已經都長了一個包了，這時候再治療就來不及了。所以一定記住：**骨頭的腫瘤疼痛是慢慢發展的，開始是不重的，然後會逐步加重，而且是不能夠消失的**。它不可能今天痛完了明天就會好，然後，後天又痛了。所以記住了這樣的規律：成年人，尤其是老年人，同樣要關注你自己的身體。出現這樣的疼痛，一定要去檢查一下，是不是患有腫瘤。

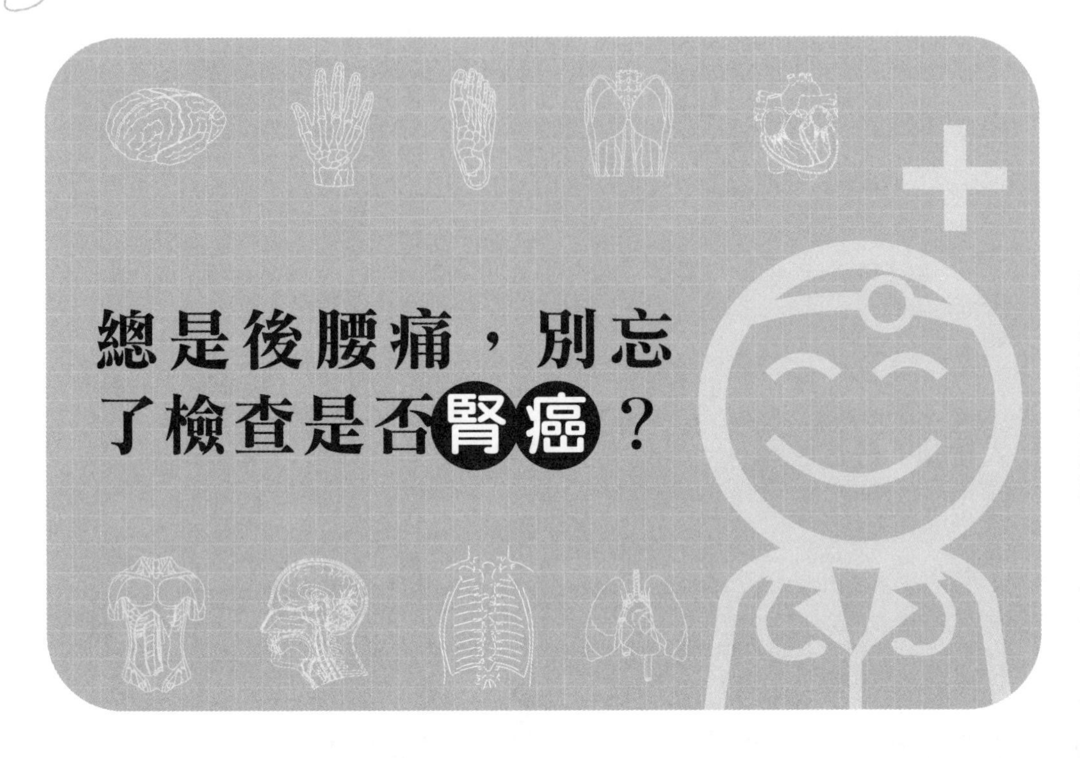

我們一個一個癌症講，輪到什麼了呢？輪到跟排尿、排泄有關的部位的癌症。身體透過尿液排泄廢料垃圾的部位有兩個：一個是腎，一個是膀胱。先說說腎癌。

我對腎癌的認識，實際上也經歷了一個變化的過程。那時我剛當醫生，中國軍隊的主要領導人之一，曾經當過國防部長的一位上將，手術發現得了腎癌。醫生給他開刀把腎臟切掉一個。切掉腎臟可怎麼辦呀？別著急，人有兩個腎臟，對付日常「工作」，一個腎臟就可以了，所以即使切掉一個，剩下一個也照樣可以正常生活、工作。

當時我看到將軍手術切下來的腎臟，知道了腎癌是什麼樣子的。

當時想，人得腎癌了，是不是生命就受到威脅了呢？事實證明，很多年過去了，什麼事都沒有。老將軍一直活到 93 歲才去世，相當高齡了，而且還不是因為腎癌而去世的。

這件事情上，我得出一個結論：腎癌，手術切掉了就什麼事也沒了。所以在我當時的印象裡，腎癌並不可怕。

後來我看到一些前人病例，或者別人寫的一些文章，關於腎癌的。無獨有偶，老一輩的革命家裡，一位元帥也得過腎癌。1943 年的時候，就發現他有血尿。1946 年，解放戰爭的時候到了東北，還是整天打仗，那麼多事，沒有時間治療，血尿越來越嚴重。最後到了蘇聯，他才把腎臟切掉了，診斷也是腎癌。後來過了很多年，到了 1963 去世，但死因也並不是因為腎癌，也不是別的癌症。

因此，我還是一個小醫生的時候，這些例子就告訴我，腎癌不可怕，問題不大，不會死人，把它切掉就沒事了。你看，左一個腎癌，右一個腎癌，不都沒事嗎？所以，我都是這麼想的，也是這麼跟人家說的。

可是正在這時候，發生了一件事情。我們醫院裡一位 50 多歲的女同事，當時是住院部主任，專管床位的，她得了腎癌，也做了手術，切掉了一個腎。我到病房去，因為和她比較熟悉，她就問我：「紀主任，我得的是不是腎癌？」我說：「是腎癌，診斷沒問題。但是妳不用怕，腎癌沒事的，切掉了就好了。妳看某某上將也得過腎癌，切除後不都是好好的嗎？」

但意外的事發生了。手術後不到兩年，她的癌症就到處轉移，非常兇險。甚至還轉移到骨頭。最後，因為癌症，她骨頭也斷了，

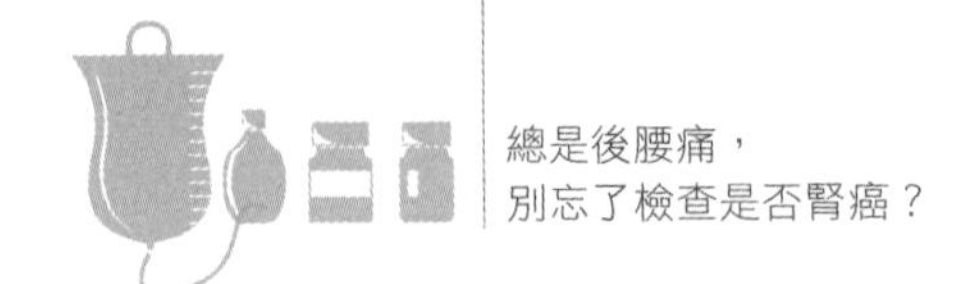

骨折了。你想，她自己就是醫院裡的醫生，還是住院部主任，各種藥能夠想得到、有效果的，都在她身上用了，可是卻沒有效果，癌細胞還是到處轉移，最後沒幾年她就去世了。悲痛之餘，這件事又讓我很奇怪，為什麼有的腎癌病人活得好好的，什麼事也沒有，而有少數腎癌病人，很短的時間癌細胞就到處轉移，最終因此而去世呢？

這件事，讓我下決心把腎癌弄個明白。結果發現，**同樣是腎癌，確實有許多不同。有的類型比較溫和，不會致死；有的類型就很兇險，很容易奪走患者的生命。**

所以，首先要提醒大家，腎癌有一個與別的癌很不一樣的、很突出的特點：**要先知道是腎癌中具體哪一種類型，這樣才知道是手術切掉就能治好，還是即使動了手術，也用各種治療的藥了還是治不好。**

其次，我想和大家交流的，就是怎麼知道自己會不會得腎癌；怎麼發現腎臟上長瘤子了；腎癌有沒什麼感覺。

大家知道，人有左、右兩個腎臟。它在人體什麼地方呢？腹部中間有肚臍，腎臟就在肚臍的兩邊，就像你的兩個拳頭那麼大，一邊一個。腎不在腹部的前面，前面全是腸子，是在肚臍兩邊，腸子的後面，就在腰椎的兩邊，一邊一個。它們在腰部的深處，這是腎臟的位置。腎臟外面有一層膜，包著腎臟。

這層膜是什麼樣子呢？如果見過豬腰子就知道了，外面有一層很薄的皮，就像氣球的皮一樣，薄薄的、透亮的，把腎臟的實質包在裡面，包得緊緊的。人的也差不多。如果腎臟裡面長瘤子了，隨著瘤子的長大，這層膜的壓力就會增加，就會感到後腰部隱隱脹痛。所以提醒大家，**如果感到一側腰部脹痛，而且一點一點加重的時候，就要趕快去檢查**。從以往的經驗來說，很少人兩邊的腎同時都長瘤子，一般是一邊長。

好了，**如果後腰痛，懷疑可能有癌了，去醫院檢查什麼呢？**

第一招，驗尿。因為尿是從腎臟產生並排出來的，所以腎臟裡面長瘤子，很容易把血管撐破。撐破以後，血液會隨著小便裡尿出來了，也就是我們說的尿血。不過，如果尿的血量很少，肉眼就看不出來。這時我們做個化驗，在顯微鏡下去看尿裡有沒有紅血球，就知道尿裡面有沒有出血。

第二招更簡單，就是超音波檢查。超音波看腎臟很清楚，受檢者側臥或者趴著，醫生用超音波檢查儀的探頭在受檢者腰部的皮膚上一放，腎臟就可以清清楚楚的在電腦螢光幕上顯示出來，可以看到腎臟多大，什麼形狀，各個部位是不是正常。如果長瘤子了，一下就能看見了。是不是很簡單？

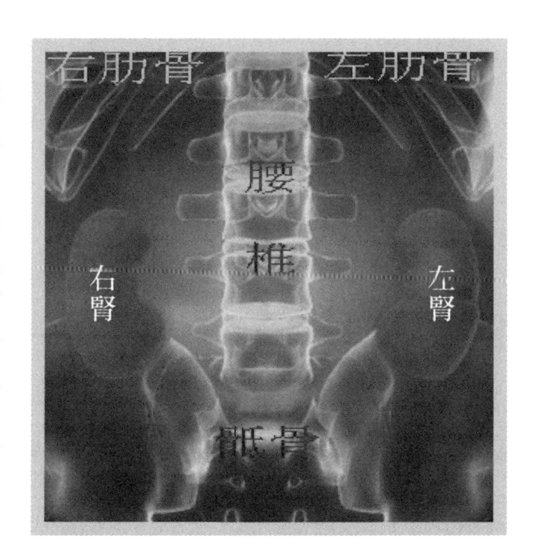

以前沒有超音波檢查的時候，腎臟是內臟器官，摸也摸不著，要想檢查腫瘤很難，往往都要等腫瘤長大了才能發現。現在用超音波檢查，即便腫瘤只有幾毫米、不到 1 釐米，在超音波下都能看得清清楚楚。早發現，不就給治療留下更多的機會了嘛！

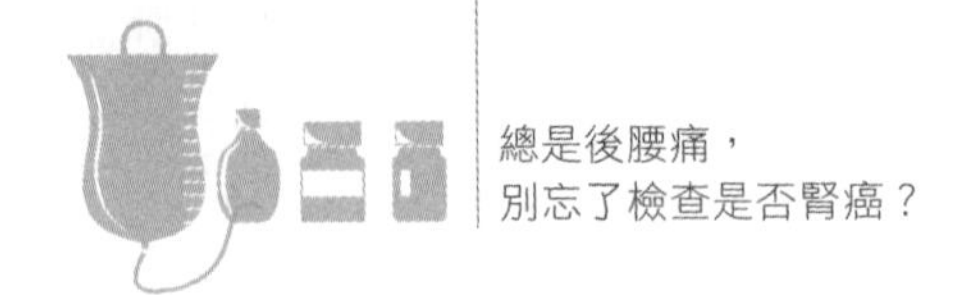

如果檢查出來腎臟真長了一個瘤子，確診是腎癌了，怎麼辦？那就要動手術。當然現在手術不需要像過去一樣，要在背上切開一個一、二十釐米的大切口，把肌肉都切開，再把腎臟給切下來……現在醫學發達了，可以在腹部上打個洞，不需要切大口子，減少損傷，這種手術叫腹腔鏡手術。

還有一個問題。現在由於有了超音波檢查，很方便，也很普及，很容易發現腎臟裡面有沒有長腫塊，有沒有長瘤子。但是也並不是所有腫塊都是癌，甚至明顯的是一個瘤子，切下來也不是瘤子，是什麼呢？

我就遇到過一個活生生的例子。20 多年前，我們醫院剛剛有 CT，醫院的老護士長，一位 60 多歲的老太太，發現自己尿血了。自己醫院的退休人員，都是熟人嘛，找醫生做了一個超音波、一個 CT。結果發現左邊腎臟上多出來一塊，有一個小花生一樣的疙瘩。當時考慮到她年紀大了，又尿血，超音波和 CT 都看到腎臟上多出來一個疙瘩，醫生就認為是腎癌，接下來就安排手術了。

那時候手術是在腰部開大切口子的。這位老護士長的老伴是我們的外科主任。不過也是歲數大了，不能親自給老伴動手術了。可是，放心不下呀！於是，他進了手術室，在手術臺上面指揮著他的得意門生，也是一位很優秀的外科醫生給老伴開刀。他說「切開」，醫生就切開皮膚；說「分離」，好，醫生把各器官分離開來；說「結紮腎門」，好，結紮腎門……學生們按照他的指揮，一步一步做，把腎臟的血管給夾住，防止出血。這時，這位老外科主任，當年也是一把刀啊！提醒他的學生說：「當心了，這裡不能碰，碰了就把癌細胞擠到血液裡去了，癌細胞就會全身跑。」學生就沒碰。然後用剪子切斷……這個腎臟手術做得非常漂亮，順利地把那個「得了癌」的腎臟切下來了。

我是在病理科工作，那個切下來的腎臟很快就送到我這裡。我一刀一刀把腎臟切開來看，結果什麼都沒有，都是好的。我當時挺意外的，就給老主任打電話。我說：「主任啊，護士長的腎臟我看了，沒有看到腫瘤啊？」老主任說：「小紀，你不要粗心，仔細一點，認真地找一找。」

於是，我就像切花生片一樣，一片一片地切那個「得了癌」的腎臟。有多細？每一片不到 1 釐米。切了幾十片，什麼都找不到。最後好不容易找到一片，有個黃豆那麼大的小地方顏色不對勁。我做成切片，到顯微鏡下一看，當然肯定不是腎癌了。

最後，皆大歡喜，因為不是癌症。可是那麼一點小毛病，這個腎卻白切下來了。顏色不對的地方是什麼呢？是子宮內膜異位到腎臟，這是引起她血尿的原因。可當時，卻被當作癌症，一個好好的腎臟白白被切掉了。

腎臟長得都是一樣的嗎？**不，正常的腎臟長得就是奇形怪狀，不是每個人的腎臟都是光溜溜的。**當然每個人正常的兩個腎臟，外面就像一個黃豆瓣那樣，是半月形的，應該光溜溜的。**可是個別人先天就一個腎，或者有的人腎臟兩邊連在一起，不是分開的，還有的人腎臟長的就像馬鈴薯塊一樣疙疙瘩瘩的。**所以腎的「長相」也是各式各樣，不都是一個樣子的。由於超音波檢查比較方便，發現腎臟裡面的名堂也多起來了。

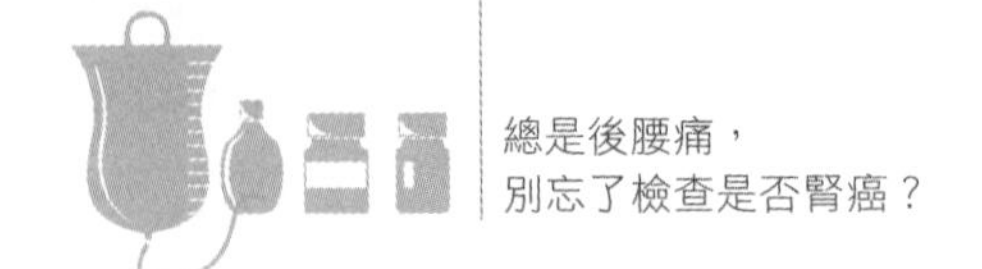

說到超音波，我又不得不說，經常有人問我：「紀主任，我去做超音波，醫生說我腎臟上有囊腫，怎麼辦？」

我說，如果真是一個囊腫，你就不用管它。為什麼呢？首先，囊腫是怎麼形成的？

前面提到，腎是產生尿液的器官，尿從腎臟濾過出來，就要順著輸尿管到膀胱去。舉個例子，我以前種過田。田裡有水，如果每個溝都開的引流得很通暢，那塊田裡就都是乾的。如果哪一個管子、溝堵住了，水排不走，就在那兒聚集成一窪水了。

同樣的道理，腎臟是產生尿的。每個人每天腎臟要產生一兩千毫升的尿，這麼多尿產生出來，都是很多細管子到大管子，最後一邊形成一個輸尿管，然後流到膀胱去。那麼多密密麻麻的管子，堵一兩個管子是很常見的。這個管子堵了，產生的尿流不走了，水就在那兒越集越多，最後就叫囊腫。

因此年輕人很少有囊腫，而成年以後，腎臟多少都會出現小的囊腫，囊腫裡面的水還會越長越多。如果真正是一個囊腫，就是腎臟排水的管子不通了，裡面堆了一堆水。這不是什麼毛病，不會影響正常腎臟的功能，也沒有感覺，可以不用管它，最多過上一年去做個超音波，看看那個囊腫長大了沒有。有時候，有的

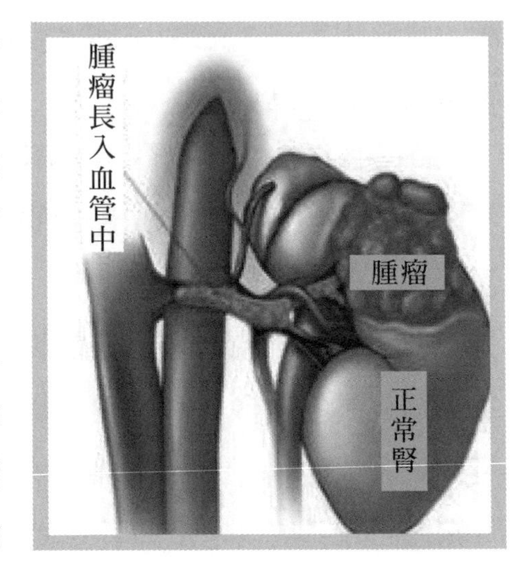

囊腫自己就已經破了。

所以如果超音波檢查下確定是一個囊腫，薄薄的皮，裡面是水，那就不用管它。但如果這個囊腫裡面不光滑，有東西，就是有肉在裡面，那就不一定是真正的囊腫。就要在超音波下看，裡面長不長肉？如果長了，還是要動手術把它切掉，因為不知道那個囊裡面的細胞是好的，還是不好的。

發現腎臟囊腫，可以先做個超音波。如果囊腫裡面是水，可以不用管它；但如果囊腫內不光滑，有肉在裡面，則需要進一步觀察，必要時手術切除。

總結一下，腎癌是腎臟上長的一個惡性腫瘤，最開始的時候感覺就是一側腰部脹的疼痛，這要提高警覺。可以去做個超音波檢查，如果發現真是長了一個腫塊，就要注意它是不是還在長大。如果還在長大，就是一個瘤子，要開刀，現在開個小口子就能切除了。

這一章開始就講了，**腎癌不是都那麼兇惡，其中多數切掉就沒事了，是比較「善良」的一種癌症。只有少數的幾種類型是不好的，會到處轉移，會惡化**。多數是不用擔心的，我們也說到了腎臟囊腫，很常見。如果真是囊腫就不用管它，不會影響健康，也不會有什麼大的不好的後果。

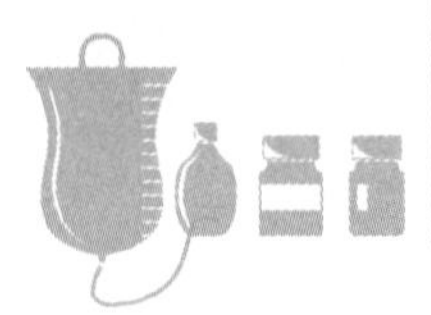

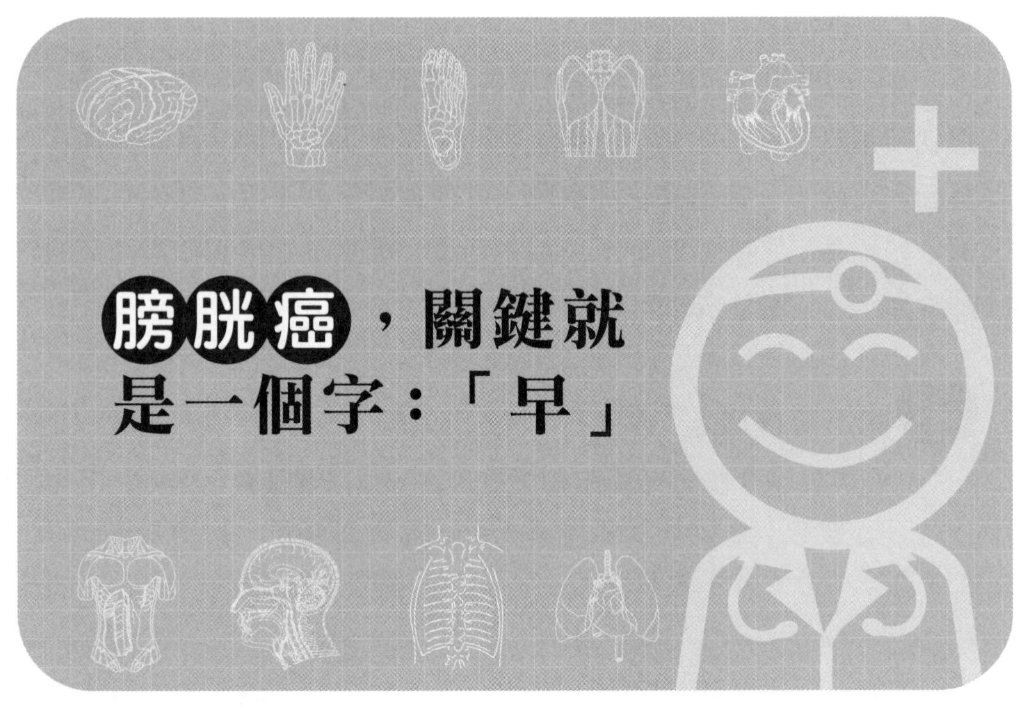

膀胱癌，關鍵就是一個字：「早」

前面我們講了腎臟，它是產生尿液的器官。那麼，腎裡產生的尿最後去了哪裡呢？它會流到哪兒，在哪個地方待著呢？膀胱。而這個地方的癌症就是膀胱癌。

大家知道膀胱在身體的什麼位置嗎？男女都一樣。都在肚臍以下，靠近恥骨的上面，腹壁後面，這個方位就是膀胱的位置。膀胱是貯存尿的器官，可以說它是一個尿囊。它的樣子好像一個皮口袋，裡面裝的都是尿液。

腎臟一天要產生 1 千毫升～ 2 千毫升的尿液。每分鐘都像活潑的小泉眼一樣，產生並傳輸著尿液，細細地不停地在流動。因為腎臟內的血液在流動，尿也一點一點產生，它不會停，就像釀酒時酒缸裡面會不停流出液體一樣。腎臟連著輸尿管，左右一邊一根，細細的管子隨時都在慢慢地往下流尿。

不過，我們不能隨時往身體外面尿出來，不能隨地小便，對不對？那怎麼辦呢？身體裡面就安排了這麼一個地方——膀胱。腎臟產生的尿，先在這個地方貯存起來，就像一個小水庫，膀胱就是尿庫，尿的庫房。先把尿存在膀胱裡面，然後存到一定量，而且還要到排尿的場所如洗手間，才「釋放」出來。沒有合適的廁所，沒有洗手間，成年人不能到處排小便。但如果是兒童、幼兒，在幼稚園之前，他隨時有尿就要尿。為什麼呢？因為小孩子的膀胱很小，裝不了多少尿，一會兒就要尿，憋不住尿。等到了成年，膀胱就發育大了，而且它也受過訓練了，不能隨地小便——必須先找到合適的場地。

一個正常成年人的膀胱，如果貯存了 100 毫升以下的尿，沒有感覺。所謂 100 毫升，就是 2 兩，50 毫升是 1 兩。100 毫升以下沒有感覺，到了 200 毫升就有感覺了，覺得膀胱裡面有尿了，就可以排尿了。這時，如果叫他使勁憋住，不要尿，能憋到多少呢？成年人能堅持的極限，有的人是 300 毫升，有的 400 毫升，再厲害的可以到 500 毫升……再憋的時間長了，膀胱可真要破了。

膀胱其實是一層薄薄的肉皮囊。如果裝 500 毫升以上的液體，不排出去，那不就撐破了嗎？仔細回想一下，特別是醫院做完腹部手術的病人，都要給病人放一個尿管。這是為什麼呢？因為有些是病人接受麻醉以後，即使有尿了，他自己不知道有尿，慢慢的，膀胱裡面的尿越來越多，超過了 500 毫升，萬一撐破了怎麼辦？這時候就放一個尿管進去，有尿就讓它自己流出來，這樣就不大會出現

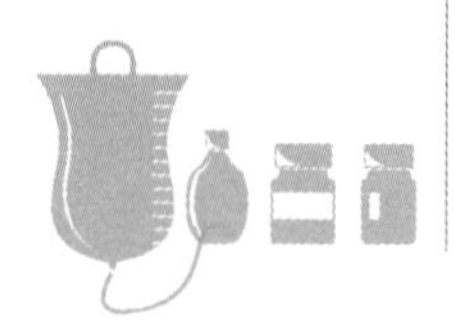

問題了。這就是為什麼大手術後，要放導尿管的道理。

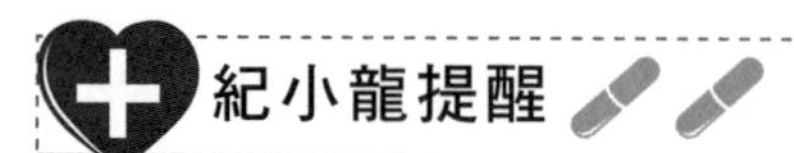

紀小龍提醒

尿液中含有大量人體新陳代謝剩下的廢物和毒素，如果長時間憋尿會嚴重危害膀胱健康，甚至導致膀胱癌，所以有尿意的時候應盡快排泄出來。

尿是身體裡面的廢物、毒物溶解在水裡，透過腎臟把它們排泄出來。它是充滿了毒物和廢料的地方。所以，尿裡面是有毒的。尿聞起來氣味很刺鼻，那是含有尿酸或者胺的味道。你想，如果聞起來都刺鼻子，還老憋尿，老在膀胱裡裝著，對膀胱那層肉皮是不是長期的刺激呢？所以有尿了，最好及時去找合適的地方「清空」它、「釋放」它。如果你感覺到有尿意了，千萬別憋太久，應該盡可能及時把它尿出去，不要在膀胱裡待著。尿憋的時間越長，對膀胱的刺激越大。這是從膀胱的功能來理解的。

如果我們的膀胱裡，今天有個毒性刺激，明天有個毒性刺激，總會有一天，膀胱裡的細胞被刺激得忍受不了。因為總是刺激它，它就會使勁抵抗啊！怎麼辦呢？它就長啊！膀胱裡的細胞越長越大，越長越快，最後長出一個瘤子來了，多出一塊來了。這就是膀胱裡長腫瘤的原因，主要是受尿裡面毒性物質的刺激。

因此，做有毒化工的工人，尤其是生產苯的工廠，工人整天處在有毒的環境下，毒物在身體裡吸收完了，都會從尿裡面排出來，尿裡面就含有苯之類的物質。這些工人膀胱裡長癌的機率，就比普通的人要高得多。這個道理一說就明白了：**膀胱為什麼會長癌？主要是尿裡面有毒物質長期濃度高造成的。**

我們怎麼知道自己有沒有膀胱癌呢？膀胱裡長癌的最早表現是什麼呢？

膀胱癌的表現，不像我們說的腎癌那樣有脹痛，骨癌那樣骨頭痛，腦瘤那樣頭痛……統統沒有，它不痛。患者不是感到膀胱痛，也不會尿痛，這些都不是信號。**真正最早、最容易發現的信號是什麼呢？那就是血尿，尿裡面含有紅血球，含有血。**

我們前面說了，膀胱就是一層薄薄的皮肉囊。如果裡面長瘤子，又在有毒的尿裡面泡著，這個腫瘤就很容易破。正常尿裡面是看不到紅血球的，血液裡的細胞是到不了尿裡面去的。但如果腫瘤破了，血就會流出來。如果血多，尿就是紅色的了，肉眼都能看出來；血少的時候，到顯微鏡下面去看，如果尿裡面有紅血球了，肯定是膀胱或者腎臟哪個地方破了，有血跑到尿裡面來了，這就是最早的症狀。

所以，**發現膀胱癌最好的方法是做尿檢。尤其是以前接觸過有毒物質的人，有條件的話最好每隔半年到 1 年到醫院化驗尿。這是最簡單的方法。**

大家都熟悉的中國周恩來總理是因患膀胱癌去世的。但一般來說，**膀胱癌並不是特別致命的癌症**。我當醫生這麼多年，膀胱癌可以說是見過的癌症中間比較「善良」的、不「兇惡」的一種。為什麼說膀胱癌不兇惡呢？治療的方法都不用手術，就是用膀胱鏡，用一個管子從尿道伸到膀胱裡面去，把長出來的癌用電燒掉，然後再

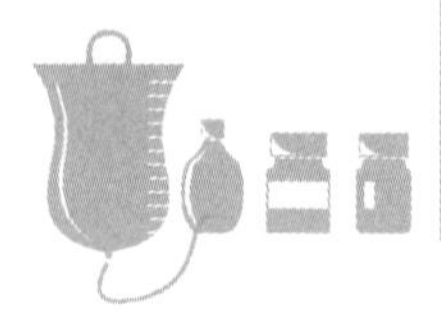

往裡面打一點藥，這個癌就治好了。所以這個癌是不會死人的。

我剛當醫生的時候，當時就很奇怪，周恩來不是膀胱癌嗎？不是說膀胱癌不容易致命嗎？他怎麼會因為這種癌死了呢？後來，我遇到那麼多膀胱癌病人，絕大多數都活得好好的呢！為什麼他就死了呢？

帶著這個疑問，我深入地去瞭解了一下周恩來的膀胱癌，這下才明白。**周總理日理萬機，身體過度勞累、任務繁重是一方面原因，但這些都不是膀胱癌致命最主要的原因。主要是沒有及時做檢查和治療。**

周總理 1972 年剛開始，就發現尿血了，尿裡面都是紅的了。如果這時候去檢查、去看、時機就比較早。如果這時候進行手術，或者做膀胱鏡去電燒，是可以治好的呀！當然那個年代，特別年代，對他來說事情很多。但是患了癌症，不去檢查、不去治療怎麼能夠好呢？一直到 1974 年 6 月 1 日，周總理才有時間去做手術，兩年半才去開刀，你想，發現癌已經引起尿血，還等了兩年半才去開刀，這不就太晚了嗎？兩年半後，癌把膀胱都長滿了，而且已經長到膀胱外面去了，這時候再開刀就來不及了。所以你看，1974 年 6 月到他 1976 年 1 月去世，一年多的時間，周總理一共做了 14 次手術。一年多的時間開了十多次刀，因為他開了刀又長、開了刀又長……所以很可惜。

成年人如果有條件，去化驗一個尿，尿到小管子裡，到醫院顯微鏡下看看裡面有沒有紅血球，還是很容易發現的。一般來說，小孩子不會得膀胱癌，年輕人也不會長膀胱癌。**膀胱癌主要好發在歲**

數大的人。所以，如果你已經超過60歲了，最好要做一個檢查，看看膀胱裡正常不正常，看看有沒有紅血球，有沒有出血，這是一個有效的方法。

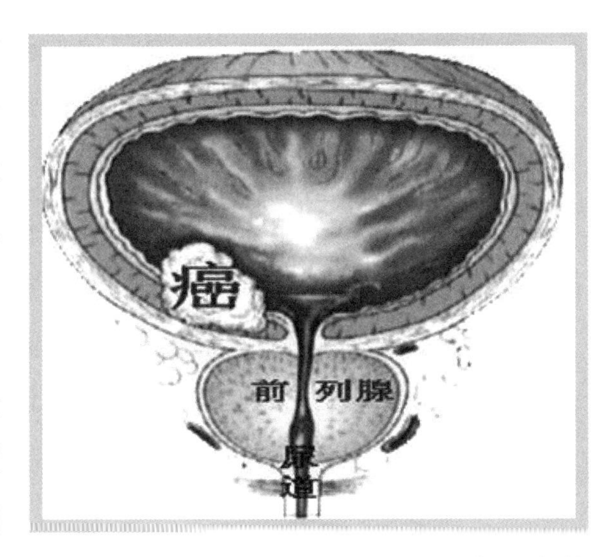

還有一個方法，也是用到顯微鏡的，在顯微鏡下檢查尿液中有沒有癌細胞。因為我們說了，膀胱是裝尿的。如果膀胱裡長癌了，癌細胞就在囊裡面、在膀胱裡面長。它就像樹一樣，就像冬天結的冰凌一樣，都掛在尿裡面，漂在尿裡面。如果膀胱裡長癌的話，這個細胞一定掉下來，在尿裡面就能發現的了。

在沒有出現超音波前，膀胱癌的檢查，主要就是靠看尿。我自己就給很多人查尿。有病人說懷疑自己是不是得了膀胱癌？我說很簡單，化驗一下尿，給我送尿樣過來。只取一滴尿，在顯微鏡下看看裡面有沒有癌細胞？如果有癌，在尿裡面是很容易發現的。發現有癌細胞了，再去做膀胱鏡，就是伸一個細的管子，管子是軟的，從尿道伸到患者的膀胱裡。

就像地震救援一樣，廢墟下面你看不見，需要用管子像蛇一樣，透過縫隙伸進去，前面有個燈，讓救援者的眼睛能看得見。膀胱鏡也是這樣，膀胱裡面是黑的，看不見的，伸一個細的管子進去，前面有燈照著，就可以看到膀胱這一圈，整個就像屋子裡的牆壁一樣，

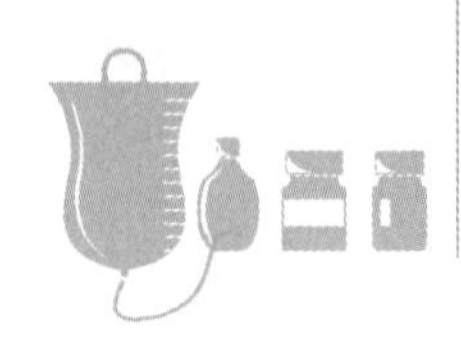

是不是都是光滑的？顏色是不是都是一樣的？如果哪個地方不一樣了，或者哪個地方粗糙了，可以在那個地方取一點細胞下來，看看是什麼細胞。用這種方法就可以做診斷。

如果看到是癌了，還可以透過這個管子進去，我們叫電切，或者鐳射，或者多種的方法，把膀胱裡長出來的瘤子給燒掉。

所以，膀胱癌檢查的方法，除了前面講過的用顯微鏡看紅血球有沒有出血，還可以在癌還沒有破的時候，看看尿裡面有沒有脫落的癌細胞。因為癌就泡在尿裡面，如果有，很容易在尿裡面就看到癌細胞。這個方法又簡單又方便。

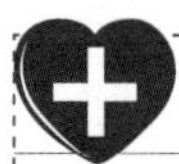

紀小龍提醒 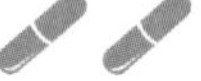

如何預防膀胱癌

推薦方法：驗尿、超音波。

檢查對象：有尿血症狀人群，60 歲以上人群。

檢查內容：看尿液中是否含有紅血球或癌細胞；也可以做超音波

現在還有超音波檢查，用超音波。受檢者把尿憋一會兒，憋到三百毫升、四百毫升。超音波波探頭往這兒一探，膀胱是一層皮，裡面全是水，看得清清楚楚。外面這層皮是光光的，裡面應該什麼都沒有。如果裡面長瘤子了，超音波下一看，這個地方鼓出來一塊了，可以看到長起來的瘤子就像樹一樣，它分枝、分叉，都能看見。所以除了化驗尿以外，檢查尿中有沒有血，還可以做一個超音波，可以看到膀胱裡面有沒有長東西。

萬一發現有東西怎麼辦？也別六神無主，手忙腳亂。我剛才說了，**用膀胱鏡進去，就像電烙鐵一樣，把多餘長出來的瘤子都燒掉。**有的瘤子不是有根嗎？就像一棵樹，你都把它砍掉了、割掉了，或者地面上長的草都割掉了，還有根呢！俗話說：「野火燒不盡，春風吹又生。」怎麼做才能讓根不再長呢？

專門有一種針對膀胱癌的治療藥物，透過膀胱鏡從尿道打進去，讓這種藥把那個根都燒掉。燒掉以後，膀胱裡的癌就治好了。膀胱癌在比較早的階段，不容易跑到外面去，不容易轉移，就在膀胱裡長。所以只要及時治療，效果還是很好的。我們的病人裡面，膀胱癌治好的，基本上就沒事了，這樣的病人太多了。

總的來說，膀胱癌並不兇，多數是可以及時發現，是可以治好的。只有少數，或者是發現得太晚了，或者是總是不去看，一直不去檢查，到了膀胱壁都長滿了癌，然後又把外面這層肉穿破了，長到膀胱外面去了，這時候你再開刀也治不好了。**所以說，膀胱癌的治療關鍵是一個字——早。**

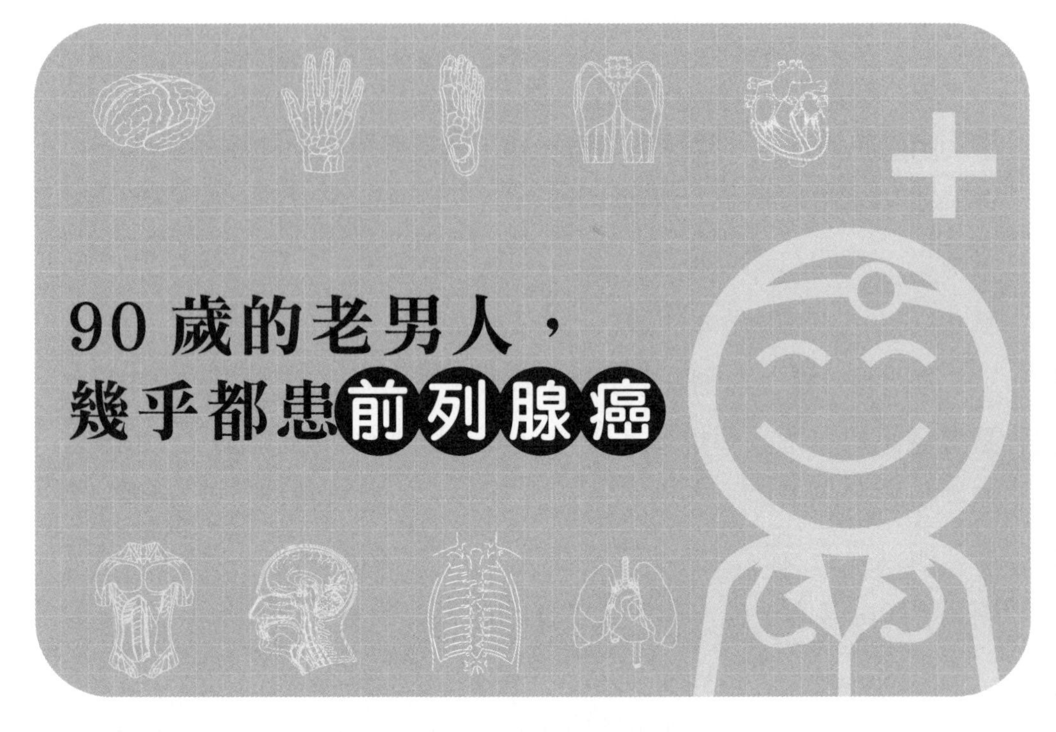

90 歲的老男人，幾乎都患前列腺癌

在這一章，要向大家強調一種男性特有的癌——前列腺癌。

最近 2、30 年來，前列腺癌患者在中國癌症患者中所佔的比例越來越大，已經逐漸成為中老年男性健康中不容忽視的課題。

先說說我對前列腺癌的認識經歷：那時我才當了五、六年醫生，幾乎沒有遇到過什麼前列腺癌的病例。1986 年去了美國以後，我大吃一驚：在美國患前列腺癌的人怎麼會那麼多呢？調查結果顯示：50%的 70 歲老年人都有前列腺癌，而 60 歲到 50 歲的患病人數則要低一點。這就說明，**前列腺癌是跟年齡、跟衰老有關的一個癌，隨著歲數的增大，前列腺癌出現的機率也就越高**。美國一位專門做前列腺癌研究的醫生就說，根據他們的研究，美國的男人到了 90 歲，幾乎 100%都有前列腺癌！這樣驚人的高發率著實讓我吃了一驚！

還有一個很有趣的發現：就連美國的狗，前列腺癌也是高發病。美國的公狗也會隨著壽命的增長，慢慢患上前列腺癌。狗的壽命一般在 18 歲到 20 歲左右，所以狗到了 10 多歲以後，前列腺癌也隨之出現了。這樣看來，美國的人和美國的狗在前列腺癌的患病率上是一致的。

當時我就跟那個研究前列腺癌的教授說：我們在國內的工作當中，好不容易才發現一個前列腺癌病人，中國的前列腺癌發病率肯定沒有這麼高。他一聽就有興趣了，讓我回國以後一定要去看看，狗的前列腺癌到底高不高？

等我回國以後，還專門去吃狗肉的狗肉館找過，結果北京沒有宰狗的地方，我就找到外地的一個同行，攛掇他做這個研究，我說：「你要做一個高品質的研究嗎？我告訴你一個最簡單的方法：到你們當地的狗肉館去看在哪兒殺狗。記錄下一隻狗的年齡，然後看那隻狗有沒有患前列腺癌。你算算狗的前列腺癌發病率是多少，然後以此來推測人。」結果總是沒有人願意做這個實驗，實際上這是一個很有意思的課題。

再回過來說，我後來回國過了大概 10 年左右，老年男人的前列腺癌患病率也明顯上升了。雖然現在缺乏很精確的統計資料，但是在 2、30 年前，我們日常工作當中，一年才能遇上一兩個前列腺癌病人。而現在，一年最起碼幾 10 個前列腺癌病患。明顯的增多了，而且還是最近 1、20 年來才明顯的多起來了的。

說了這麼半天，大家對前列腺到底有著怎樣的認識呢？

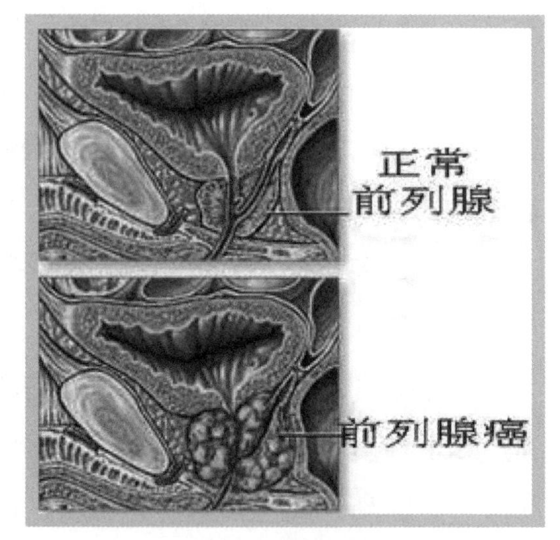

大家都知道膀胱，膀胱裡面是裝尿的，在膀胱下面有一個輸尿管，這條輸尿管連接了膀胱和陰莖，一直到尿道，然後尿就可以從尿道走了。在膀胱和尿道連接的周圍，有一圈螺絲環一樣的小環，就像一個墊片一樣，墊在膀胱的下方和尿道介面的周圍。這個圍繞著膀胱出口和尿道開口的這一圈肉就叫前列腺。

用手直接摸是摸不到前列腺的，只有用手指從直腸伸進去摸。女性在尿道和膀胱的後面有子宮，而男性沒有，就直接是直腸。要用手指頭從肛門伸進去，向腹部這一方向伸進大概 10 釐米左右，往前壓就能壓到一塊稍微硬的小肉團，那就是前列腺。我們說做前列腺按摩，就是要用手指頭從肛門伸進去往前摳，才能夠壓到前列腺上面。

那麼前列腺癌的增多是什麼原因導致的呢？

這個原因，我們暫時沒有辦法得出結論，但是我想，二、三十年前，中國人的前列腺癌發病率並不高，可是美國人的發病率就已經很高了。**我覺得這跟生活品質提高，食物結構的改變有關。現在肉食、脂肪類的食物、含膽固醇的食物的比例明顯增加，應該跟這個有關係。**

有人又會問了，怎麼知道一個人有沒有前列腺癌？這個時候，可以先做一個超音波檢查，看看前列腺大不大，裡面有沒有東西。然後再抽個血，血液裡有一種「PSA」，即前列腺特異抗原，就是抽血查一下這種抗原。但是這其中也有要提醒大家的。

我在北京遇到一個比較熟悉的老年人，他今年 70 多了。這 10 多年來，血液裡的 PSA（前列腺特異抗原）總是升高。一升高他就來找我，非要讓我給他說出個子丑寅卯來。所以每次他查完了，我就問他：「你 PSA 多少？」他最開始是 15，一會兒又變成 18 了，高了 3 個值，他就沉不住氣了。我就讓他去查一查，10 多年來 PSA 最高值是多少，後來他告訴我，他的前列腺特異抗原最高到過 20 多微克。

血液裡 PSA 的值，正常人是在 5 左右，不超過 5，稍微高一點的最多到 10 了不得了，10 以上就算高的了。而我認識的這個老先生總是高，一會兒 13，一會兒 18，他就很緊張。我就說你去查查超音波，看看前列腺有沒有東西？一查其實也沒有什麼事。

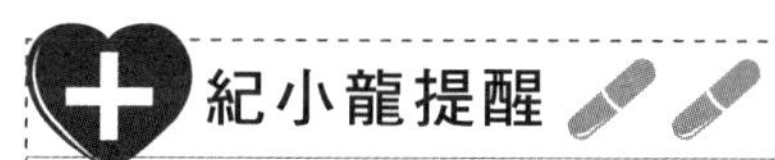

發現前列腺癌的方法：

1. 超音波檢查，看前列腺大不大。

2. 驗血檢查，查前列腺特異抗原（PSA）。

這樣的例子，我們也不時的遇到。所以平時我們還是**建議老年人到了五、六十歲以後要抽個血，查查血液裡的前列腺特異抗原，也就是 PSA**，如果 PSA 都不高，那就放心一些。如果 PSA 到了 10、

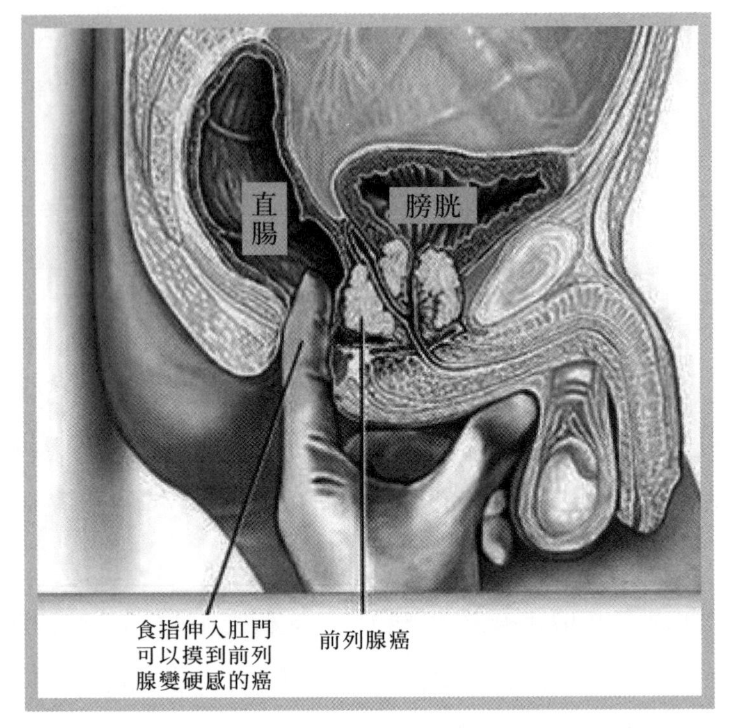

20 甚至更高，那就要去查一查，這裡面有什麼問題了？如果檢查結果說，前列腺裡面沒有癌，只是前列腺增生，這時候你也要趕快想辦法，解決增生的問題，如果不趁歲數還不是很大的時候把問題解決了，那麼到了八、九十歲再去解決就難了，那樣的生活品質就要差多了。

有的人前列腺增生，也可以引起血液中 PSA 的升高。不要一查血，PAS 升高了，就以為得前列腺癌了。實際工作中證明，如果 PSA 高了以後又會掉下來，那就不是癌了。

如果是癌，那會怎麼樣呢？ PSA 今天 8 明天 15，過兩天又成了 20、25、30，這麼一個勁地慢慢上升，這就有問題了。一會兒上升了，一會兒又降下來，這往往是前列腺增生，或者叫前列腺肥大引起的。

對男性來說，前列腺增生十分常見。常見到什麼程度呢？50 歲的群體中就有 50％增生，60 歲的有 60％，70 歲的是 70％，80 歲就是 80％，到了 90 歲，幾乎人人都有前列腺增生。

前列腺增生的症狀表現很明顯：我們剛才介紹過膀胱，膀胱裡面的尿是可以控制的，當小便的時候，尿道前面的肌肉一打開，膀胱裡面不能夠殘留餘尿。而前列腺外面是處在會陰前面的恥骨，周圍都有骨頭，前列腺無法擴大，如果一增生，就只能向裡面擠，一擠壓，就把膀胱和尿道的出口給擠住了。所以即使膀胱裡面尿多了，想解小便，尿也不出來了，前面的口子被壓著呢！這就是前列腺肥大，或者說前列腺增生帶來的直接危害：每次小便都尿不完，尿的時候又慢又細，越著急越尿不出來。

如果每次都尿不乾淨，那麼問題就來了：因為尿都是從腎臟排下來，都是無菌的，所以正常的膀胱裡面是沒有細菌生長的，尿道都沖得乾乾淨淨的。若是尿排不乾淨，在裡面堆著，就像不流動的水，一定會引發細菌的滋生，引起膀胱炎。然後惡性循環，總是尿頻，因為有細菌生長，所以還會發炎，尿的時候還痛，就更尿不出來了。這個時候就要放鬆，讓前列腺盡量鬆一些，讓輸尿管的口子能夠大一點，把尿排泄乾淨。

這就是前列腺增生帶來的直接後果，如果有人還不重視，認為是個小問題的話，那麼等到了老年再去醫院看病，那時又不像年輕的時候那麼俐落，走路又不方便。如果這時候財力還有限，又不能

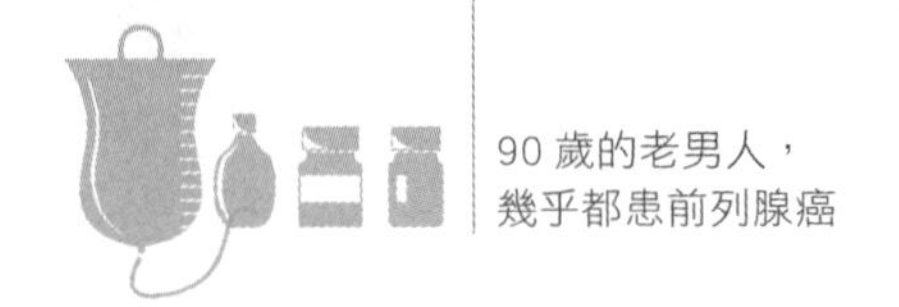

找好的醫生，接下來就很「杯具」（悲劇）了。當年有多少有名望的、有本事的人，到了老年就是前列腺增生總是好不了，最後有一天患炎症了，引起全身發炎，最後是以犧牲在前列腺增生上這種方式離開這個世界的。大家看看，它給老年男性帶來的危害有多大！

但是對前列腺癌來說，還是有比較樂觀的一面：**如果發現得比較早的話，2/3 的前列腺癌病人都是可以治好的。前列腺癌有個特殊的治療方法，我們叫「去勢」。**所謂「去勢」，就是把兩個睪丸切除掉，就是像封建社會的太監那樣，這樣就沒有男性激素產生了。

前列腺癌很奇怪，如果睪丸還存在，它就會不停地產生男性激素。就像莊稼長在土壤裡，男性激素就是陽光、水分、空氣、肥料，讓莊稼長的很旺盛。如果一旦把睪丸切掉了，沒有男性激素了，前列腺癌就像種在荒漠上的莊稼，馬上就枯萎了。

如果長了前列腺癌，把睪丸切掉後，然後就會發現，癌一天比一天小，最後就沒了，尿道小便又恢復到正常了。這種前列腺癌的治療方法效果是很好的。

但是前列腺癌裡面也有極少數，不到 1/3 的患者，靠這種方法治療是沒有效果的，所以不是所有的前列腺癌都是依靠睪丸激素存活的，那麼，這種前列腺癌該怎麼治療呢？

這種前列腺癌就需要用別的治療方法了。當然可以手術，把前列腺整個取出來。儘管前列腺不像其他臟器那麼大，但是如果要把它取出來，這個手術是很危險的。為什麼呢？首先，前列腺癌病人的年齡普遍都比較大，有的甚至都七、八十歲了。其次，前列腺是埋在骨頭窩裡面的，所以當把它摳出來的時候，前列腺所在的那個窩裡面不容易止血，所以很容易手術出血止不住。即便是有很多控制出血辦法，但是如果總是出血，血液還會引起感染，這就很麻煩了。

現在有一些治療前列腺癌的新方法。不是靠手術，而是用放射線的照射來把癌殺死。可是很快在前列腺這個部位的癌，還會轉移到其他地方。所以不管怎麼樣，對於睪丸切除沒有效果的這部分前列腺癌，僅靠目前的這些方法治療，效果都還不是很理想。

前列腺癌最容易轉移到哪兒呢？它會轉移到脊椎上引發腰痛。我們平時工作中還發現，很多人都不明白前列腺癌是怎麼回事。病人總是腰痛，然後去醫院看腰椎，卻一直看不好。後來才想起來去檢查前列腺，發現原來是前列腺長了癌，轉移到腰椎，把腰椎都腐蝕掉了一塊。所以，對於那些以前腰不痛，現在卻腰痛了的老年男性就要注意了。特別是最近一段時間，如果腰痛還在一直慢慢加重，那麼要想到是不是前列腺長癌了？

現在來總結一下：在前列腺癌裡面，有部分病人是可以用切除睪丸、切斷激素源的方法治療。如果遇到切除無法治療的狀況就要當心了，癌細胞會轉移，最常見的轉移位置就是腰椎，最先表現的症狀就是腰痛。

所以男性要重視自己的前列腺問題，什麼問題就要採取什麼方式：如果是前列腺增生，現在醫院裡面採用的方法很多，而且多數是沒有痛苦的，效果也還是很理想的。不要等到八、九十歲才去解決前列腺問題，那時候身體的條件差了，解決起來難度也更大了。而對於二、三十歲的年輕人，前列腺一般很少有問題，最多是急性

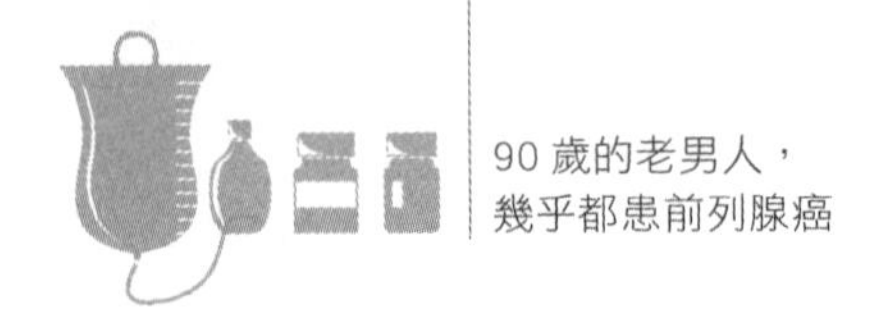

的前列腺炎，那也只需要用一些抗生素，休息充分了就會好的。到了中年的時候，容易出現慢性前列腺炎，那是困擾很多中年男性的一個心病。

大家不要以為治療慢性前列腺炎有什麼靈丹妙藥。沒有！但是它是可以治癒的，因為它是炎症，不是治不好的。我們接觸過這麼多患慢性前列腺炎的病人，有的人認為它治不好了，就破罐子破摔了。這種消極的態度是不對的，慢性前列腺炎是可以治好的。但是一定要有毅力堅持住，要跟醫生配合，還要有信心要打持久戰。因為這是慢性的，所以不是一天兩天、十天半月就能治好的。這時候需要把個人的工作、生活重新調整一下，抽出時間來專門針對慢性前列腺炎下工夫，這是可以解決的問題。

專愛長在中國人身上的癌——鼻咽癌

成語上講「咽喉要塞，兵家必爭之地」，形象說明咽喉部的重要性。對人體來說，這一要害之處的一種特別的癌叫鼻咽癌。

如果張開嘴巴往裡面看，後面紅紅的肉的地方就是咽部，從鼻腔往後走也是通到了這個咽部。所以說，咽部是鼻腔和口腔都要經過的共同通道。這個咽腔的周圍全是淋巴細胞，全是身體裡面英勇無畏的戰士，都是在那埋伏著，都是伏兵，都埋伏著好好的。所以我們從口腔，從空氣裡面所有要進到人體裡面去的東西，都要經過這個咽喉這個重地。那麼這個地方大量埋伏的伏兵就在那進行著交戰。於是很多外來的病原體都在這被消滅，被困住。所以這地方很重要。大家比較常見的就是扁桃腺發炎。這個都知道，但是大家有

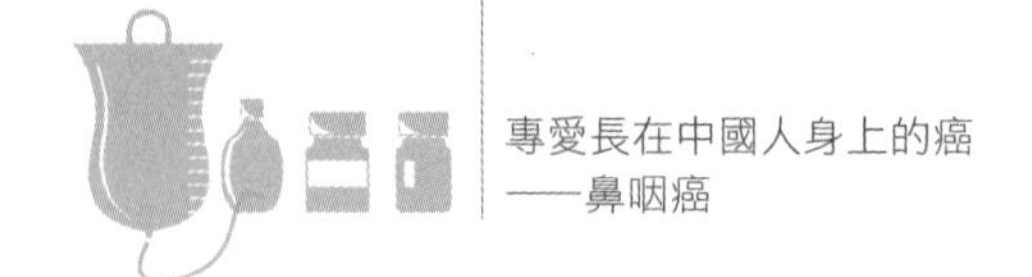

沒有想到，為什麼很多人容易感冒，有的人不感冒，有的人很少感冒。區別就在於它的咽部的表面，那些細胞能不能夠起到很好的伏兵的作用。如果有感冒的病毒來了，這些埋伏的淋巴細胞都給它消滅了，他就不會得感冒了。所以咽部的重要性就可想而知了。那**咽部還有扁桃腺，好多人體的很多疾病是扁桃腺引起的**。好比說，關節痛的風濕病，也是腎小球腎炎啦，心臟的風濕性心臟病啦，很多啦。所以不要看小小的扁桃腺在這個部位，如果處理不好，身體就全完了。所以這個咽喉要地是如此的重要，可想而知。

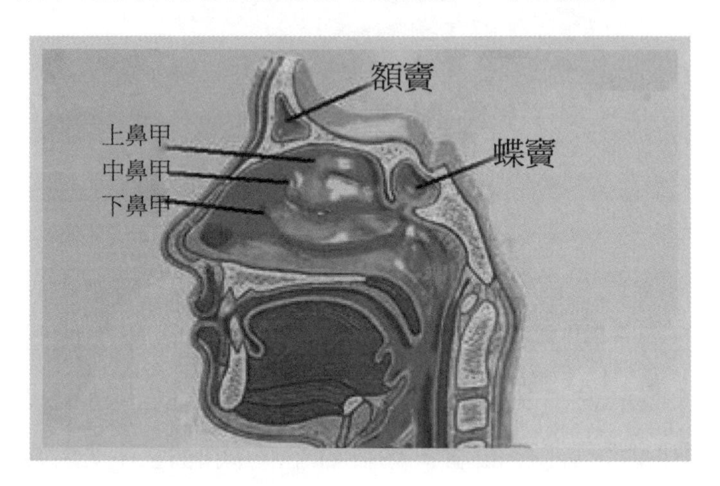

說到鼻咽癌，還真是很特別。1837 年 Durand Fardel 首次報導鼻咽癌。上世紀初，在廣州工作的外國醫生認為廣州人患頸淋巴結腫大者甚多，後來證實大多為鼻咽癌的轉移。因此，鼻咽癌曾被稱為「廣州瘤」(Canton tumor)。廣東、廣西、福建、湖南等地為多發區，男多於女。**發病年齡大多為中年人，亦有青少年患病者**。病因與種族易感性（黃種人較白種人患病多）、遺傳因素及 EB 病毒感染等有關，**鼻咽癌的特點是癌生長的鼻咽部幾乎沒什麼感覺，而最早出現**

的異常是耳朵下方的頸部鼓出包塊（淋巴結轉移）。

雖然中國人不幸運，鼻咽癌多見，但幸運的是鼻咽癌採用放射治療效果特別好。曾經有病人問我，為什麼不給他的鼻咽癌開刀切除？我說，放射治療就可以徹底治癒的，就不用開刀了。而且由於鼻咽腔位置深又狹小，其鄰近有許多重要的血管、神經、淋巴組織等，導致手術治療非常困難，不易做到根治性切除，何必要手術呢？

目前發現**放射治療是治療鼻咽癌的首選方法**，原因是多數鼻咽癌為低分化癌，對放射線的敏感性高，並且原發灶和頸部淋巴引流區域容易包括在照射野內。自 40 年代起中國即開展了鼻咽癌的深部 X 線放療，50 ～ 60 年代起又開展了 60Co 的外照射放療，並將鼻咽及頸部聯合大野照射改為小野照射，減少了放療反應並提高了生存率。我遇到不少「抗癌明星」，當我問他／她是什麼癌時，回答：鼻咽癌。這就明白了為什麼會成為「明星」的道理了，因為，**鼻咽癌放射治療對於早期病例是可以終生治癒的。**

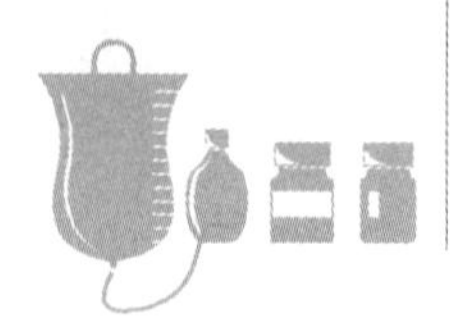

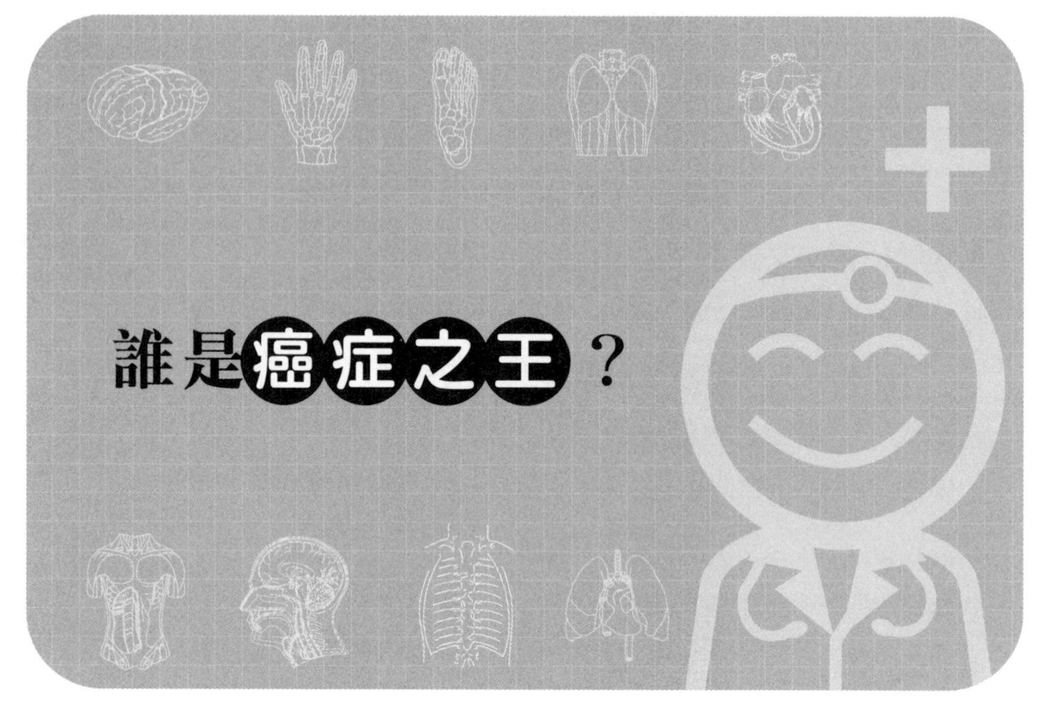

大家猜猜，什麼癌症能夠被稱為「癌症之王」呢？

有人覺得肝癌是最常見的惡性腫瘤之一，可以稱為「癌王」。但是我們現在要講的這種癌症，比肝癌還要可怕得多。到現在人們什麼辦法都試過了，還是不能深入治療。而且一旦得了這種癌症，100%是會死人的，所以被稱為「癌王」。

其實這個癌大家肯定也聽說過，就是胰腺癌。

2007 年，世界著名男高音帕華洛帝）因患胰腺癌不治辭世，終年 71 歲。也正是因為這位歌唱家的突然離世，才引起了人們對胰腺癌的關注。2008 年，又一位香港的影視巨星——藝名為「肥肥」的沈殿霞女士離我們而去，而她患上的也正是胰腺癌。

近年來，胰腺癌在中國發病率越來越高，20 年間增長約 4 倍，發病人群年齡趨於低齡化。**特別是胰腺癌起病隱匿、生長迅速，患者從發病到死亡往往僅幾個月，早期發現率僅 5% 至 7%，在所有癌症中最低，且死亡率高。**所以到目前為止，醫學界對它都束手無策，所以胰腺癌被稱為「癌王」是當之無愧的。

大家也許會有疑問，什麼人會得胰腺癌呢？有人認為，帕瓦羅蒂、沈殿霞都比較胖。是不是肥胖的人更容易得胰腺癌呢？如果真是這樣，肥胖的人就要傷心透了。不過也不要過分擔心，到目前為止，**還不能說胰腺癌一定和肥胖有關，同樣，也有不少消瘦的人患上胰腺癌。**

我們去分析胰腺癌和肥胖的關係，不能簡單地認為肥胖者容易得胰腺癌，主要是看消化脂肪的量能不能讓胰腺接受？如果一個人總是吃含大量脂肪的食物，那就會增加胰腺的負擔。因為胰腺的功能是消化脂肪，如果整天用脂肪去填它，這就等於是把胰腺當成了「奴工」，不僅逼迫它幹「重體力勞動」，而且一刻也不讓它休息，必然會造成胰腺負擔太重，甚至得上「胰腺癌」。**所以胰腺癌和肥胖並沒有直接的關係。真正的原因是攝入的脂肪太多，超過了胰腺能夠接受的負荷量，而且還在持續食用過多的脂肪，這才是形成胰腺癌的一個因素。**

還有一個因素，不妨比喻成是胰腺「發火了」。胰腺怎麼會「發火」呢？

首先我們先來談談胰腺炎。胰腺炎分急性和慢性，急性胰腺炎跟胰腺癌沒有多大關係，可是慢性胰腺炎就是胰腺癌的一個基礎病

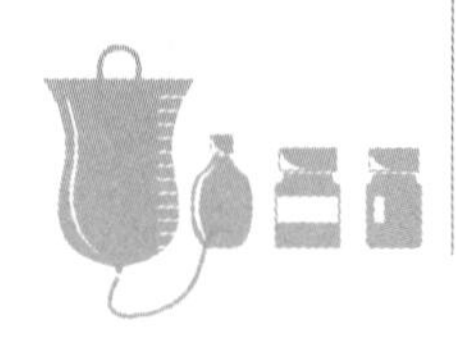

變。急性胰腺炎的死亡率還是很高的。如果患者比較幸運，得了急性胰腺炎並沒有嚴重得死掉，那麼多數人是會恢復的。少數人則會發展為慢性胰腺炎。大家想想看，胰腺那個部位一直有慢性的炎症刺激著，很可能加大胰腺癌的發病率，所以這也是跟胰腺癌很有關係的。

我們再來總結一下，胰腺癌是毫無治療方法的一種癌症，一旦得了就很難好，一兩年之內就會去世，它是這樣可怕的一種「癌中之王」，主要原因是什麼呢？說到底就是攝入的脂肪太多。總是吃肥肉，胰腺幹的活就是要消化脂肪。有人總是吃肥肉，吃進去得多，胰腺的負擔太重，這是有關係的。還有一個就是**急性胰腺炎，如果沒有治療好，會發展成慢性。如果胰腺上一直有慢性胰腺炎在刺激著，也很可能得上胰腺癌。**這是胰腺癌的兩個主要因素。

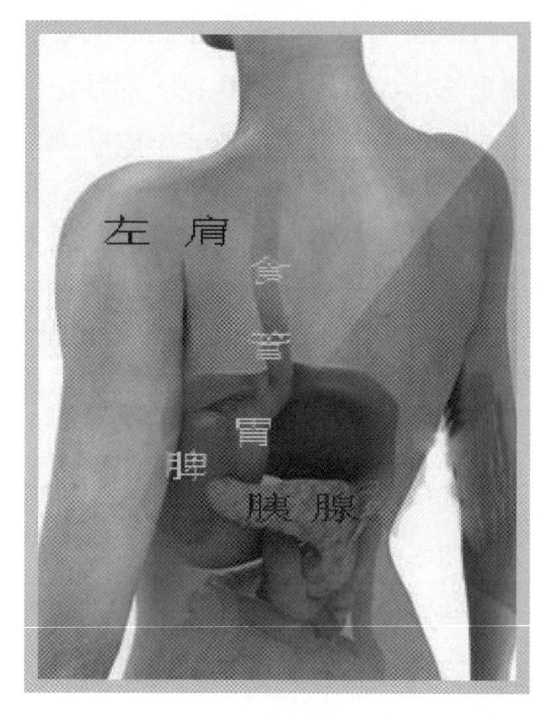

現在醫學有這麼多檢查方法，為什麼胰腺癌就不會早期及時被發現呢？

首先就要講一講，胰腺在人體的什麼位置？**胰腺在身體裡面很不容易被發現，**因為它是躲在一個小角落裡，你找不到它，而且它的周圍有很多器官包圍著。胰

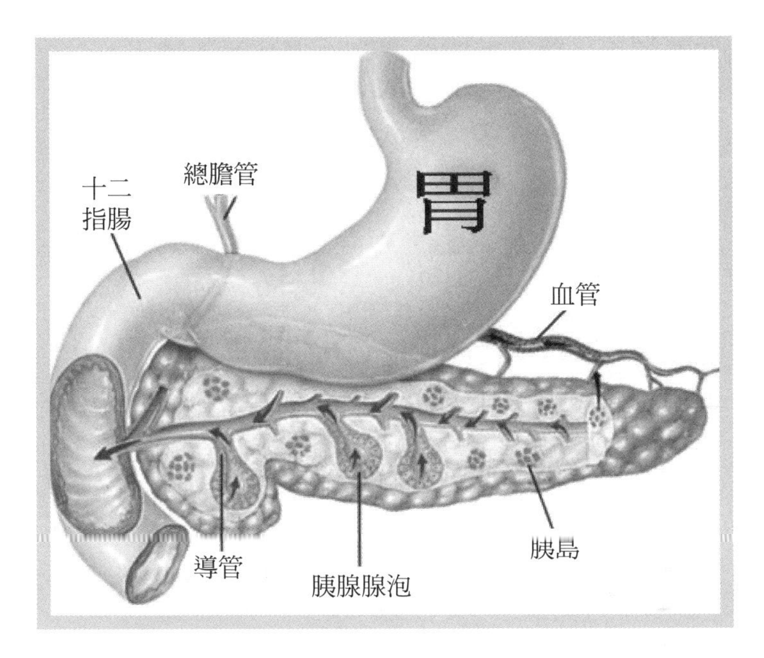

腺的形狀是一個長條型的，但是它不在腹部的前面，而是在角落裡，它的前面一大塊都是胃，它躲在胃的後面。它的左邊是脾臟，保護了胰腺的尾巴。而右邊的十二指腸把胰腺的頭給包住了。還有胰腺的後下方是腎，它的後面就是背部的肌肉和骨頭。所以說，**胰腺是藏在身體的右邊上腹部的後面角落上，被胃、十二指腸、腎這些器官包圍著。**

由於胰腺的位置非常隱蔽，所以胰腺出問題了，用常見的檢查方法不容易檢查出來。也就是說，如果去醫院檢查，醫生摸都摸不著。那是不是可以做超音波呢？超音波波看肝臟、膽囊、脾臟，腎臟等都非常清楚。比如胃出了問題，做個胃鏡就可以很早發現。哪怕腫瘤長得像黃豆那麼大，或者沒有黃豆那麼大，都能夠看得見。比如肝臟有了問題，去做一個超音波檢查，幾個毫米都能發現。**可**

是用超音波看胰腺，就不如這些器官看得那麼清楚了。

還有什麼方法呢？就是做CT。可是胰腺被胃、腸、脾、腎包在中間。做CT也不像肝臟、腎臟那麼容易發現。所以胰腺一般有感覺，被發現的時候都是一年以後，很少能活過兩年，原因就在這裡，沒有辦法早一點發現。

那麼胰腺癌的最初症狀又是什麼呢？這也是胰腺癌難以被發現、容易被耽誤的一個原因。**因為很多胰腺癌的病人剛開始出現的症狀，都不是胰腺這個位置不舒服，所以醫生就會誤診為其他的毛病。**為什麼容易誤診為其他疾病呢？剛才已經提到了，由於胰腺前面是胃擋著，右邊是十二指腸包著，左邊是脾臟護著，它貼在身體後背脊椎的前面，所以胰腺毛病最早的表現是什麼呢？不是前面不舒服，一定是後背和左邊的肩部不舒服，有疼痛的感覺。所以很多人都以為是肩周炎、腰痛或者背痛這樣的毛病，絕不會想到是胰腺的毛病。這就是為什麼胰腺的疾病在早期的時候沒有發現，也不受重視，大家也不會往胰腺上去想。

我認識的一位朋友，一開始的時候認為他是胰腺癌，但是我還是抱著一線希望，希望他是一個良性的腫瘤，不是胰腺癌。所以堅持幫他動手術，打開了以後，果然腫瘤已經像樹根一樣，向周圍生長。那個癌和周圍的那塊肉都緊緊黏著了。一看這樣的，就能夠確定是胰腺癌。如果當時把這個瘤子手術切下來之後，我們還可以進一步看看這是什麼細胞？細胞是惡性的還是良性的？如果是良性的，我這個朋友也就救過來了。不過很可惜，他才40多歲，剛從美國回來，是學農業的，還有一個農場，種滿了大片的水稻。我去過他那個農場，感覺很不錯。就是這麼年輕優秀的一個小夥子，最後因為胰腺癌離我們而去，實在太可惜了！

我有一個好朋友很年輕，才40多歲。他就是總感覺到後背難受，不舒服。躺也不行，坐也不行，而且晚上更明顯。他去看過好多醫生，檢查了很多遍，有的認為他背部有毛病，有的認為是肩周炎，就這樣左檢查、右檢查，就把病情耽誤了。直到有一天，他到了晚上都痛到睡不著覺了，才來找我。我聽他說了自己的情況之後，心想：大事不妙了，還是趕緊再做一次檢查吧！果然，胰腺上長了快有雞蛋那麼大的腫瘤了。這可怎麼辦呢？沒辦法，我只能趕快給他安排手術，想辦法把它切掉。

紀小龍提醒

胰腺癌最初的症狀不是腹痛，而是很像肩周炎，背部有沉重牽拉感，晚上疼痛加劇，長期不能消除，並且一點一點加重。出現這類疼痛時，不要以為是肩周炎而不管它，要警覺可能是胰腺出問題。

手術的時候，我也換上手術衣，站到手術臺旁，看看醫生是怎麼開的呢？先是把胃翻上去，把大腸往下拉開，看到胰腺了。我一看，完了，想切也切不掉了，為什麼呢？胰腺上癌跟周圍的肉都已經緊緊黏在一起了。要想把癌切下來，周圍這一塊肉都要去掉，手術的風險太大了。只能眼睜睜地看著這個癌切不掉，那是何等的痛苦！切不掉怎麼辦呢？只能先用放療的方法再試試。我就想方設法

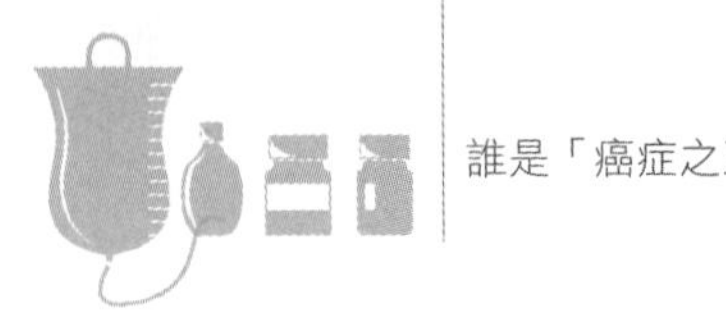

在手術臺做了幾個標記。記好，然後手術上由射線去照，再怎麼照，也只是暫時緩解了一下，只能夠讓傷口長好，然後出院。

沒有辦法，病人出院以後一天比一天嚴重。然後就到了末期，已經毫無辦法了。

我這個朋友聽說某個地方有氣功師，能有效地治療很多癌症。他知道以後，非要去練習，我怎麼勸他也沒用，只能按照他的需要去做。結果怎麼樣？他動了手術後，不到半年就去世了。

不過話說回來，如果既做了超音波，又做了核磁共振檢查，發現胰腺上有腫塊了，也不要一下子就認為得胰腺癌了：我活不了啦，這是「癌王」，我不可能活過一年了！有了這樣的想法，就放棄治療，這也是不對的。也要想一想，**並不是發現胰腺上有瘤子了，都是胰腺癌**。我們也遇到過有病人胰腺上長瘤子了，但只是一個良性的腫瘤，手術一開刀就把它切掉了，病人照樣活得好好的。

在這裡我再強調一下，胰腺癌最初的症狀不在肚子外面和裡面，而是表現在背和肩部會不舒服。會感覺到這地方沉重、牽扯或者很緊。然後，慢慢地，晚上會有一點疼痛，而且是不能夠消除的疼痛，一點一點地加重。這樣的表現沒有人會想到是胰腺癌，都以為是背部的問題。這就是胰腺癌為什麼不容易被發現的原因。而且它長出來後，就在你身體腹部的深處，很容易和周圍黏在一起。那時候，做什麼治療都不管用了，化療殺不死這些癌細胞，放療照射也是只能殺死一部分。

所以，即便是帕華洛帝這樣的名人，想盡一切辦法，也都沒有什麼明顯的效果。這就是人們稱胰腺癌為「癌症之王」的道理，既然查不出來，又治不好，那我們是不是就只能悲觀應對呢？有沒有什麼辦法呢？

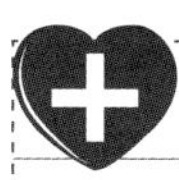

紀小龍提醒

如何預防胰腺癌？

方法：抽血檢查。

檢查對象：腰背有牽拉痛感，白天較輕、晚上加重者；慢性胰腺炎病人。

檢查內容：檢查血液蛋白抗原 CA19-9，超過標準值就要警覺癌症風險。

飲食建議：少吃肥肉，不要連續攝入過多脂肪。

可能有一個方法，就是抽血檢查一下。其實這也很簡單，因為血液裡有一種蛋白叫「CA19-9」。這個蛋白可能是胰腺癌產生的蛋白質。在血液裡檢查到這個蛋白質產生得多了，就很可能是胰腺癌。所以通過這種方法，能夠判斷是不是胰腺癌。這個方法很簡單，抽個血就能完成了。有 1/3 甚至更高一些的胰腺癌患者，這個蛋白質是會升高的，這是一個比較簡單的判斷方法。

不過還是很遺憾，只有 1/3 多的病人這種蛋白會升高，多數人還不會。**所以胰腺癌到現在還是沒有一個特殊的方法能夠很早地發現。如果發現得很早，而且在 1 釐米之內，手術能夠乾乾淨淨地、徹底地切除，這樣的效果會很好。**

我建議病人，到目前為止，如果已經到了很末的末期的話，非要去治是沒有用的，這等於是白花錢。有時看到一些農村的病人來

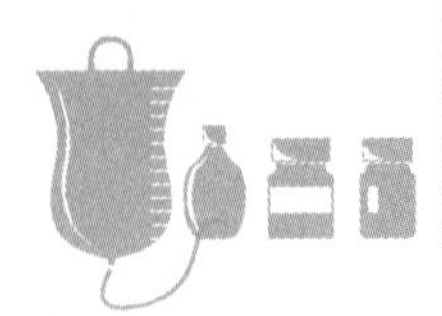

看病，他們本來就沒錢，還非要想去治。這些子女的心情可以理解，但是你想你花十萬、二十萬有什麼用呢？還是治不了，最後什麼都沒有了，人財兩空。所以我必須跟病人的家屬把情況說明白，因為和病人本人是沒辦法說的。但是還有很多人堅持要治。當然人生什麼事都會遇到，遭遇這麼一場劫難，我們也沒辦法。但我還是堅持我自己的觀點，到這個階段了，最好不要想創造什麼「奇蹟」。只能說目前還沒有，這是因為胰腺癌是「癌中之王」。

胰腺癌說起來很可怕，它的原因主要是和大量的食物、大量的肥肉是有關係的，跟慢性胰腺炎是有關係的。如果你現在有條件的話，就去抽個血，看看血液裡面 CA19-9 是不是增加，這樣有一點幫助。然後**當你也有後背不舒服的，有肩部不舒服的時候，千萬不要把它當作腰痛、肩痛、背痛，要想到這可能是胰腺的毛病**。也許這樣才能對胰腺癌這個潛伏在你身體裡的「癌王」有所防備。

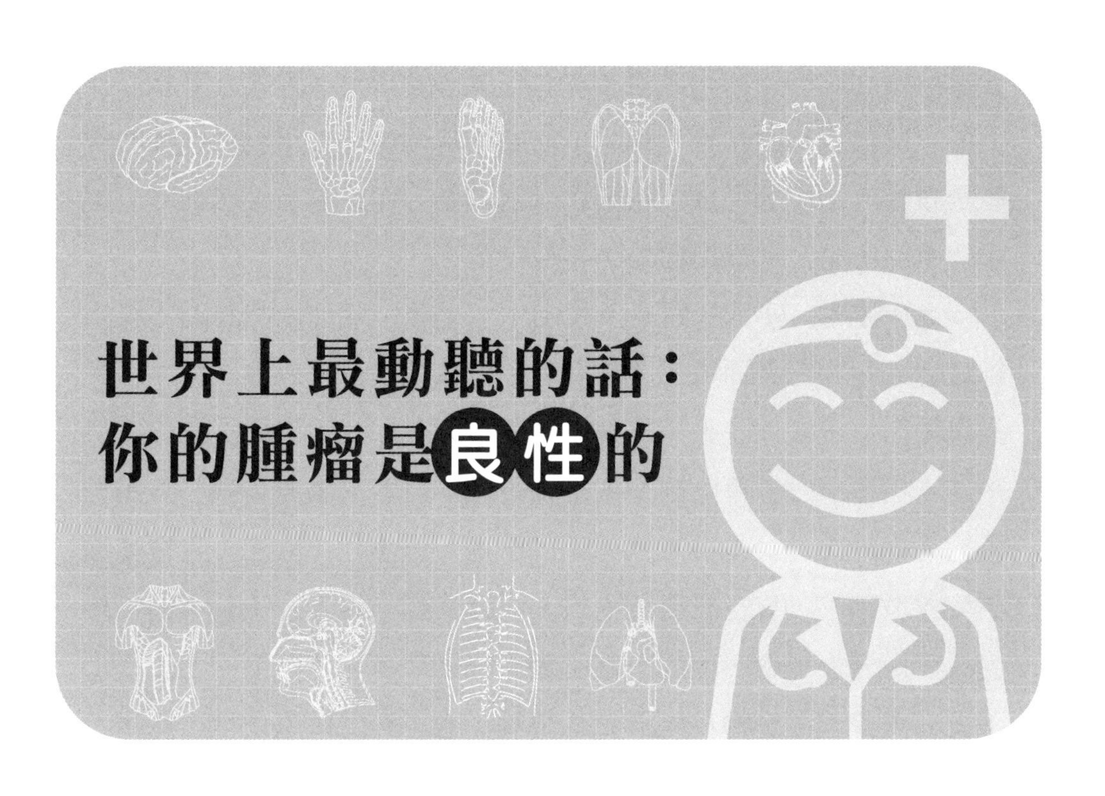

不容忽視：人體腫瘤中良性佔多數 ，世界上最動聽的話：你的腫瘤是良性的。

記得是 2010 年 11 月 13 日晚回家睡覺時大概 12 點多了，打開電視（習慣是睡前把電視上的台溜一遍做為「催眠」），當晃到江蘇衛視時看到了《非誠勿擾》的最後一段，沒想到，主持人孟非說：你知道嗎，這個世界上最動聽的一句話，不是「我愛你」，而是「你的腫瘤是良性的」！

嗯？孟非居然說出了如此常人不能領會的一句「最真實」的語言！

我的工作就是每天在「宣判」著一個個的「癌」人！切身感受

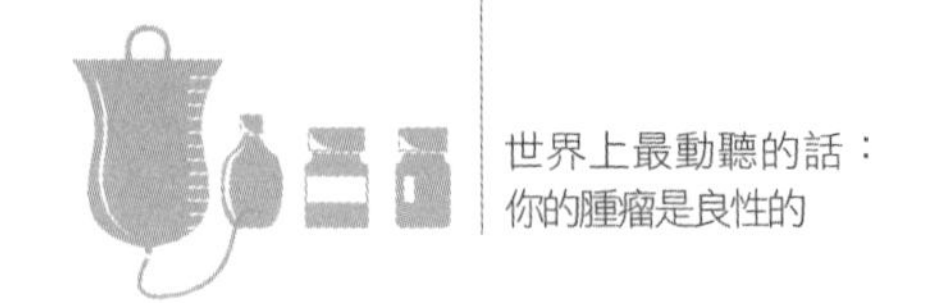

著孟非這句話的內涵和真實。每天在我的身邊，面對著一幕幕世界上最「殘酷」的話和最「動聽」的話的瞬間反應：當聽到「你的腫瘤是良性的」時那種歡呼雀躍狀；當聽到「你的腫瘤是惡性的」時頓時癱倒在地、悲痛欲絕狀……。

所謂腫瘤，就是身體裡多長出了「一塊肉」，這塊肉的本質是細胞過多生長聚集而成。腫瘤有良性和惡性之分。惡性腫瘤通常生長迅速，呈浸潤性生長，可破壞周圍組織。即使手術把這個肉塊切除了，但不能「斬草除根」，還會復發，並容易擴散（轉移）到身體的任何地方，最終導致死亡，如肺癌、肝癌等。反之，良性腫瘤不會擴散轉移，只在原部位生長，並且長到一定大小後就不僅不再生長反而可以退縮，例如子宮肌瘤，它雖然有一定程度的增生，但不具有向其他器官轉移和浸潤的特性，也不對生命產生什麼威脅，我們稱其為良性腫瘤。

惡性腫瘤由於可快速（數月數年內）致人死亡，受到人們的重視，每年都有統計新發現的病例和死亡的病例，**全世界每年大約新發現惡性腫瘤 1200 萬人，每年死於惡性腫瘤的患者約 760 萬**。對人體而言，良性腫瘤的發生要比惡性腫瘤多得多，但由於多數良性腫瘤沒有感覺，沒有異常表象，都不會去看病或檢查，因而不被發現，因此，至今沒有一個人體良性腫瘤具體的發病數字，因而也就不被人們關注。1997 年美國導演及編劇伍迪· 艾倫（Woody Allen）的電影《解構愛情狂》（Deconstructing Harry）中的臺詞：The most beautiful words in the English language are not 'I love you', but 'it's benign'.（世界上最動聽的一句話，不是「我愛你」，而是「你的腫瘤是良性的」！）被人們記下了並常常出現在關於腫瘤的場景中。當一個人被發現腫瘤時，往往想到的是惡性的，是凶多吉少的，是威脅生命的。這時如果最後的診斷是良性腫瘤時，其情其景是可想而知的。可見，一邊是「生存」（良性），一邊是「死亡」（惡性），面對著生與死的二選一抉擇時，得到的是「生」的結果，那怎麼不歡呼雀躍，興高采烈呢？那就自然會是「最動聽最美妙的話語」了！在這樣的話語面前，「我愛你」也就比不上了哦！

良性腫瘤絕大多數不會惡變，很少復發，生長緩慢，對機體影響較小。但這並不是說，良性腫瘤沒有危險。相反，**有些良性腫瘤對人體危害很大，必須密切關注。**

第一是有明確腫瘤生長的部位。當良性腫瘤生長在身體要害部位，這些部位空間又相當有限時，同樣可造成致命的後果，如生長在頭顱內、心臟中的良性腫瘤。

第二是良性腫瘤的一些併發症。如發生在胃腸道的良性腫瘤，本身可以沒有對身體的傷害，但也可以因為瘤體增大會引起梗阻、出血、穿孔等急症，延誤治療可導致死亡。

第三是關注良性腫瘤的惡變傾向。有些良性腫瘤會發生惡變，一旦變成惡性，其後果與惡性腫瘤相同。比較容易惡變的腫瘤有大腸腺瘤、乳腺異型增生等。這些腫瘤一經發現，也要及時處理好。

因為腫瘤有良性與惡性兩大類，而且良性腫瘤也可發生惡變，所以，總的原則是，**凡是發現體內或體表腫物，在身體允許的情況下，均應施行手術切除，而且切除標本要送病理科進行組織學檢查，**

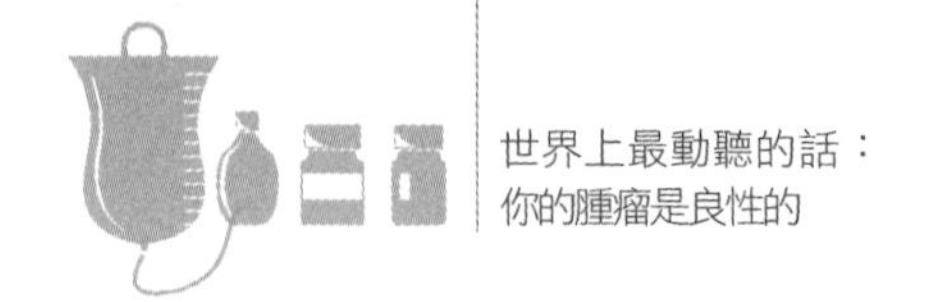

以排除惡性的可能。

雖然癌症已經成為當今威脅人的健康與生命的最為兇險的疾病。人人都遠遠躲開著，其實，對人體腫瘤而言，多數是良性的，惡性腫瘤只是少數。

人體常見的良性腫瘤：

1 各種痣（主要見於皮膚的黑痣，如混合痣、交界痣等）

2 纖維瘤（主要見於皮肉軟組織）

3 脂肪瘤 （主要見於皮肉軟組織）

4 各種腺瘤 （主要見於垂體、甲狀腺、大腸、肝膽、氣管肺、汗腺等）

5 各種肌瘤 （主要見於子宮、皮肉等）

6 各種血管瘤 （主要見於皮肉、腦脊髓、內臟器官等）

7 纖維腺瘤 （主要見於乳腺、卵巢等）

8 骨瘤軟骨瘤 （主要見於骨關節等）

9 神經纖維瘤神經鞘瘤 （主要見於神經組織）

10 多數囊腫類腫瘤 （主要見於卵巢、肝臟、腎臟等）

後記

「攻克癌症」，一直是全世界人類的共同心願。無論是傳統醫學的幾千年，還是現代醫學的幾百年歷程，數不清的名醫大家、仁人志士、博學精英，甚至國家元首，動用各方力量甚至舉國之力，滿懷信心、鼓足勇氣、全力以赴，一次次宣告「突破」、多少回公佈「成功」，無數的癌症病人更是急迫地在數著日子中企盼著「明天的太陽」。可是，現實是如何呢？

今年我的生命就要度過60年整了。對於癌症，我聽說過的有：

1958年，中國醫學科學院的青年抗癌突擊隊；

1971年，美國國會透過「向癌症全面開戰」的提案。

我自己從1969年當衛生員開始，直接經歷過對於癌症的事件有：

腫瘤疫苗（未找到抗原）

中醫藥（僅做為輔助治療）

LAK細胞（體內無效）

細胞因子數誘導的殺傷細胞（cytokine-induced killer cell, CIK）

樹突狀細胞dendritic cells, DCs（抗原呈遞細胞antigen presenting cells, APC）

細胞毒性T淋巴細胞（cytotoxic T lymphocytes, CT、Ls）

自然殺傷細胞（natural killer cell, NK）

介入療法（一種「緩兵之計」）

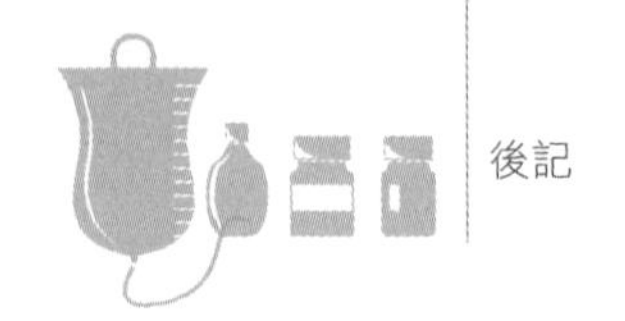

生物治療（不做一線治療）

基因療法（實驗階段）

生物導彈（靶子不準）

自殺療法（實驗室有效）

飢餓療法（旁路「偷食」）

腫瘤起源細胞 (tumor initiating cell, TIC)

腫瘤幹細胞 (tumor stem cell, TSC)——靶把治療

……

我已經記不清曾經讀過、聽過、喊過多少次的「人類攻克癌症」的豪言壯語和急切期盼，可是，現實卻毫不留情地擊碎著我們的「抗癌大政方針」。看著一個個活生生的生命面對著一個個的「瘤塊」一步步走向死亡，我不得不靜靜坐下來思考起來，檢討一下我們走過的路和經過的關。起碼，我們要客觀對待癌症的現實狀況，只要明白得透徹，才能清楚得徹底，然後，重新選擇應該走的癌症之路，披掛上陣去。

走過的路告訴我們，每一個新「理論」的問世都帶來過一陣「猛烈」的新的熱潮和希望，但也都一次次破滅著美好的夢想和寄託。每一次破滅一定已經「孕育」著下一次「曙光」的出現。

60 年是長、是短？與地球形成的浩瀚的 45 億年時空相比，200 萬年前人類的出現，實在是有些偶然和微不足道了；現代人誕生僅有的 35000 ~ 50000 歲年齡，也就成了彈指一揮間；當語言的交流、字母的產生，標誌著人類津津樂道的文明時代來臨時，也僅是人類 5000 歲的小小一躍，更顯得那麼不值一提；那麼，幾百年的一個朝代、幾十年的一個人生、幾年的一個人生階段也就短不可言，無法相提並論了。

可是，你是否反過來想過？一分鐘是十分短暫的，但它相對於毫秒、皮秒、飛秒來說，簡直是天文數字，對於我們認為可憐的僅能存活 24 小時的昆蟲來說，一秒鐘就成了一生中的長時間了；我們還知道短短的一米不算長，可是對於奈米來講，它同樣是一個大不可及的天文數字。

思緒到了這裡，我想，我們每個人的生命對人類來講是那樣的微不足道，正所謂滄海一粟。但在我們每個人心目中，自我存在的每個瞬間是多麼的至關重要。飛鳥掠過天空，沒有留下些許的痕跡；人生走過百步，沒有留下震憾的撞擊。在這平平淡淡的日子裡，所有的改變只是不被覺察的流失了的似水年華、悄無聲息的心的成長。凡人世界，更多的日子是平常和瑣碎，有磕磕碰碰，也有爭執堵氣；有喜有憂，有笑有淚。每一顆歷經滄桑的心，都特別在意和期盼更多的呵護和理解，希冀信任與關愛。但是，不管怎樣，過去的日子過去了，歷史在腳下延伸，回首昨日，它依然是我心中的珍品，不管以前和今後，它帶給我的溫暖，都將是今生今世難以訴說的情懷。

60 歲了，對個人來說，已經走過鼎盛；但對一個國家來說，又是相對地年輕。漢朝和唐朝都在 50 歲以後才慢慢走向富強，美國更是在 80 多歲打了一場慘烈內戰之後，才解決國家認同問題。我最想說的是，60 歲的醫生面臨的挑戰與機遇是什麼？天下本無事，興衰自有道。一年一年歲月流過，世紀舊事皆做笑談，有的化為雲煙，但煙霧中誕生的傳世傑作被人們拭目以待。

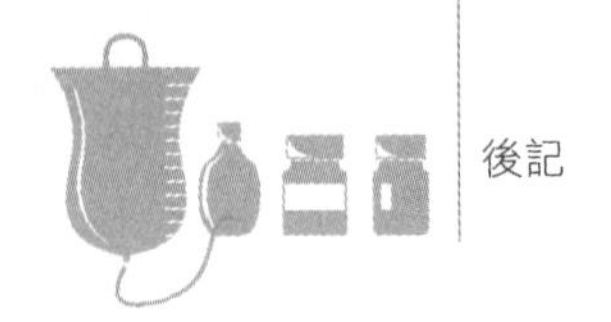

難道在吾輩的生涯期間就真的也就是匆匆的「過客」而已？

如果一件事一直做不成，一條路一直走不通，那麼，何不「另闢蹊徑」試試呢？

而這條另類蹊徑隱藏在何方呢？

不妨在這本小冊子就要完稿的特有的時刻，開動腦筋安靜地「尋覓」一番吧！

願敲起癌症殤鐘的聲響，伴著未來人類企盼美好歲月的祝福，陪伴在你我的身邊。

紀小龍

國家圖書館出版品預行編目(CIP)資料

不讓癌症找上你 / 紀小龍著 . -- 第一版 . -- 臺北市
樂果文化出版 : 紅螞蟻圖書發行 , 2013.02
面 ; 公分 . -- (樂健康 ; 13)
ISBN 978-986-5983-32-1(平裝)

1. 癌症 2. 預防醫學
417.8 101027877

樂健康 13

不讓癌症找上你

作　　　者 / 紀小龍
總　編　輯 / 何南輝
責任編輯 / 王烈
行銷企劃 / 張雅婷
封面設計 / 鄭年亨
內頁設計 / Christ's Office

出　　　版 / 樂果文化事業有限公司
讀者服務專線 / (02) 2795-3656
劃撥帳號 / 50118837 號　樂果文化事業有限公司
印　刷　廠 / 卡樂彩色製版印刷有限公司
總　經　銷 / 紅螞蟻圖書有限公司
地　　　址 / 台北市內湖區舊宗路二段 121 巷 19 號 (紅螞蟻資訊大樓)
電話：(02) 2795-3656
傳真：(02) 2795-4100

2013 年 02 月第一版　定價／ 250 元　ISBN 978-986-5983-32-1